danilobaltieri.com.br

Temas em Sexualidade Transgressional e Sadomasoquismo

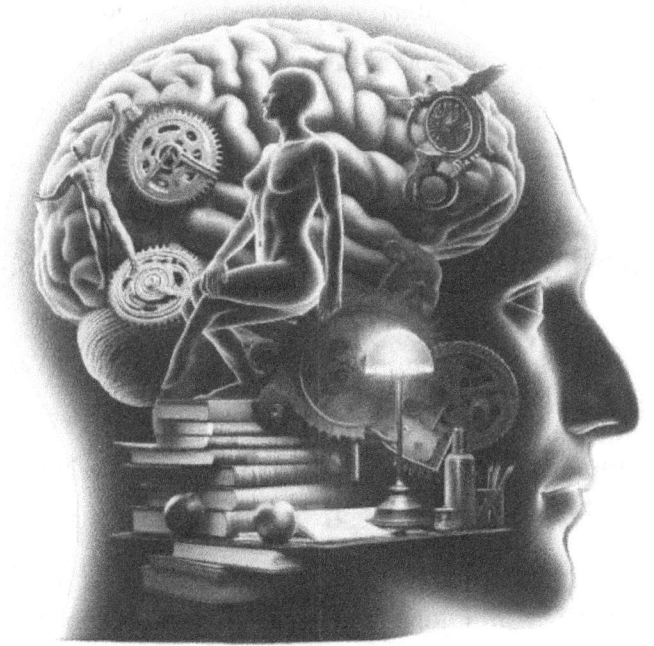

Danilo Antonio Baltieri
Médico Psiquiatra

Professor Livre-Docente pelo Departamento de Psiquiatria da
Faculdade de Medicina da Universidade de São Paulo

Prefácio

No campo das ciências humanas e da saúde, o entendimento das várias sexualidades é um reflexo das complexidades da condição humana. O livro "Temas em Sexualidade Transgressional e Sadomasoquismo", escrito pelo Prof. Danilo Antonio Baltieri, se habilita a oferecer uma análise multifacetada das práticas sadomasoquistas. Profundamente embasado em uma abordagem que integra dimensões médicas, psicológicas e culturais, Baltieri convida o leitor a explorar um dos aspectos mais controversos e, frequentemente, mal compreendidos da sexualidade humana.

Ao longo de suas páginas, o autor não apenas discute as dinâmicas e os significados das práticas sadomasoquistas, mas também expande o debate para temas interligados, como a vingança, os predadores sexuais e a atribuição da responsabilidade ao Mal reificado, revelando como esses elementos podem interagir e afetar indivíduos e sociedades. Essa análise destoa das percepções simplistas que muitas vezes cercam o sadomasoquismo, ampliando a discussão para uma compreensão mais rica e nuançada.

A obra do Prof. Baltieri é um convite à reflexão, desafiando preconceitos e estigmas que frequentemente marcam a discussão sobre sexualidades não convencionais. Com uma prosa acessível, porém rigorosa, ele nos instiga a questionar não apenas as práticas em si, mas também as forças culturais, sociais e dialógicas que moldam nossas percepções e aceitações sobre o erotismo e a transgressão.

Assim, não apenas uma leitura obrigatória para acadêmicos e profissionais das áreas de psicologia e saúde, mas também uma fonte de insights para qualquer um que tenha interesse em desmistificar e entender as complexidades da sexualidade humana, este livro se apresenta como uma contribuição significativa ao debate contemporâneo sobre o tema. Que esta obra inspire novas pesquisas, discussões e um melhor entendimento das diversas formas de expressão sexual que permeiam nossa sociedade.

Danilo Antonio Baltieri mais uma vez nos oferece uma janela para o entendimento profundo e humanizado da sexualidade transgressional, e é a nossa responsabilidade aproveitar essa oportunidade para aprender e evoluir em nossas concepções sobre o erotismo, o desejo, a liberdade individual e a necessidade do respeito pelos limites alheios.

Sumário

Digressões sobre o Masoquismo Sexual: Da Dor e Do Controle.. 7
    Caso 1 (Na Literatura).. 7
    Caso 2 (Nos gêneros textuais médico-literários).......... 7
    Uma Interpretação Do Masoquismo......................... 12
        A Curiosidade... 13
        A Auto Extinção.. 14
        Autodisciplina... 14
        A Conexão.. 15
    A Vida Imita A Arte?.. 17
        Curiosidade.. 17
        Conexão com o outro..................................... 18
        Autodisciplina... 18
        Auto extinção... 19

A Influência do "Mal" na Atribuição da Responsabilidade pelos Comportamentos Sexualmente Criminosos.. 22
    A Problemática da Linguagem................................. 26
    Aspectos Psicológicos e Psicanalíticos..................... 27
    O Contexto Social e Cultural.................................... 29
    O Papel da Neurobiologia.. 29
    Jurisprudência e Responsabilidade.......................... 32
    Perspectivas Culturais Comparadas......................... 33

O "Mal" como Objeto de Investigação Científica: Um Contraponto... 35
    As Dimensões do Mal... 38
    Compreendendo o Mal... 39

O Mal encarnado..........43
A Marca de Caim..........44
Tornando-se Mal..........46
   Pergunta final..........47
Análise Qualitativa das Atribuições ao Mal dos Atos Sexualmente Ofensivos entre Agressores Sexuais – Uma Análise dentro do Dialogismo Bakhtiniano..........48
  INTRODUÇÃO..........49
  As Vozes nos Enunciados..........53
  Os Enunciados sobre o Mal..........56
  MÉTODO..........60
    Procedimento..........60
    Participantes..........61
    Medidas..........62
  RESULTADOS E DISCUSSÃO..........63
    1. O Portador da Revelação (n = 25)..........64
    2. O Possuído (n = 12)..........65
    3. O Ambivalente (n = 9)..........66
Mooning: Uma Forma de Exibicionismo?..........69
  Mooning como Parafilia..........70
  Mooning como uma forma de Exibicionismo..........72
  Sintomas e Manifestações..........73
  Causas do Mooning..........74
  Investigação do Mooning enquanto uma Parafilia..........76
    Seção 1: Experiências com Mooning..........76
    Seção 2: Reflexões sobre as Implicações..........78
    Seção 3: Busca de Ajuda..........79
  Tratamento do Mooning..........79
  Aspectos Legais e Sociais..........80

Conclusão 81
Um sádico encontra um masoquista. O masoquista pede ao sádico para espancá-lo. Ao que o sádico responde com um sorriso de prazer: Não! 84
   Introdução 84
   Wilhelm Stekel (1868-1940) 86
   Havelock Ellis (1859-1939) 89
   Conjunções de Visões 91
   Uma Comparação entre H. Ellis e W. Stekel quanto às formas de representar o conceito de Sadismo Sexual 92

Predadores Sexuais 96
   Comportamentos Sexualmente Predatórios 99
   Tipologia Preferencial de Predadores Sexuais 100
   Tipologia Motivacional de Predadores Sexuais 101
   Técnicas para Identificação dos Predadores 104
   Frequência e Impacto 105
   Esforços da Ciência Médica, Jurídica e Política: Ações Que Não Podem Quedar Braços 106
   O Dialogismo Presente no Texto sobre Predadores Sexuais 107
   Contradições e Dialogismo 109

Os Vingativos (Parte I) - Do Mau ao Bom 112
   VINGANÇA – A RETALIAÇÃO ERRA O FOCO 114
   VINGANÇA: AÇÃO E TRAÇO 115
   VINGANÇA: NÃO APENAS UM CONSTRUTO NEGATIVO 117
   A RAIVA COMO PROPULSORA DA VINGANÇA 119

Os Vingativos (Parte II) – Pesos e Medidas 123
   O CAMINHO PARA A VINGANÇA 128

O PESO DA VINGANÇA..130
MEDIÇÃO DA VINGANÇA..131
PALAVRAS FINAIS... 133
Sobre Danilo Antonio Baltieri.. **138**

Digressões sobre o Masoquismo Sexual: Da Dor e Do Controle

Caso 1 (Na Literatura)

"Ah, o senhor ainda não me conhece, pois saiba, eu realmente sou cruel no sentido gozoso que lhe tem esta palavra , e acaso não teria o direito de sê-lo? O homem é o cobiçoso; a mulher, a cobiçada... eis aí a vantagem plena e crucial da mulher. A natureza dotou o homem de paixão, e a mulher que não souber submetê-lo, fazer dele seu escravo, seu brinquedo e, ao final, traí-lo com um riso estampado no rosto não será uma mulher inteligente (...) Severin deliciava-se com a realização do ato"
(Sacher-Masoch, 1870)

Caso 2 (Nos gêneros textuais médico-literários)

"X., literato, vinte e oito anos. Aos seis anos, ele sonhava em ser chicoteado por uma mulher. Ao acordar, revelava intensa excitação lasciva; por isso,

ele praticava masturbação constantemente. Aos oito anos, ele uma vez pediu ao cozinheiro que o chicoteasse. Do seu décimo ano até os seus vinte e cinco anos, ele sonhava em flagelação ou fantasias semelhantes quando acordado, e era indulgente no onanismo. Há três anos, ele teve o desejo de ser chicoteado por uma rapariga (…). O orgasmo era apenas feito possível pelo seguinte artifício: enquanto realizava o coito com uma rapariga, ela tinha que contar a ele como ela usualmente açoitava de forma impiedosa outros homens impotentes. Além disso, era necessário que ele imaginasse que também estava sendo açoitado e humilhado. Ocasionalmente, para se tornar "potente", era necessário sentir-se realmente açoitado. Assim o coito era possível. Poluções eram acompanhadas por sentimentos lascivos apenas quando ele sonhava que havia sido abusado ou que a parceira o chicoteava.

Ele nunca teve um verdadeiro prazer lascivo no coito per si. As únicas coisas nas mulheres que o interessavam eram as mãos. Mulheres poderosas com punhos grandes eram a sua preferência".

(Kraft-Ebing, 1896 – Caso 52)

O termo masoquismo foi cunhado em 1886 pelo psiquiatra alemão Richard von Krafft-Ebing (1840–1902), em homenagem a um escritor contemporâneo, Leopold von Sacher-Masoch (1836–1895), cujo romance Vênus em Peles (1870) fala do protagonista Severin e da dominatrix Wanda, ou seja, sobre o desejo do protagonista em ser chicoteado, escravizado e traído sexualmente por ela. Krafft-Ebing apropriou-se do sobrenome do autor (Masoch), não sem algumas rusgas entre ambos, para conceituar "uma perversão peculiar da vida sexual na qual o indivíduo afetado, em sentimentos e pensamentos sexuais, é controlado pela ideia de estar completamente e incondicionalmente sujeito à vontade de uma outra pessoa, de ser humilhado e de ser abusado", ou seja, masoquismo sexual. Freud também considerava o masoquismo sexual uma perversão e acreditava que era "nada além de uma continuidade do sadismo dirigido à própria pessoa em que esta toma inicialmente o lugar do objeto sexual". Em outras palavras, o masoquista sexual teria o controle do cenário sexual-erótico e não o contrário (Aggrawal, 2009).

Autores argumentam que o masoquismo sexual, em muitas situações, apesar de parecer autodestrutivo, é na realidade uma força propulsora para a autodescoberta. Esse pode ser o caso dos praticantes e membros de grupos conhecidos como BDSM (Bondage, Disciplina, Sadismo, Masoquismo). O masoquismo sexual pode refletir diferentes aspectos, desde a sua relação com o místico e a sexualidade até mesmo com as artes e a filosofia.

Deixando de lado os conceitos que definem o masoquismo sexual como um Transtorno Mental, ou seja, o de danos a si mesmo e/ou aos outros bem como o de prejuízos sociais, laborais, pessoais, familiares etc. resultantes do comportamento sexual masoquista, devemos considerar que a prática sexual masoquista, além de vasta em suas práticas e imaginário erótico, pode fazer parte de um repertório sexual não necessariamente patológico.

Algumas das vertentes do masoquismo podem ser incluídas aqui nesse momento:

1. O masoquismo é uma experiência complexa que não se limita ao prazer sexual. Destaca-se aqui a relação entre o masoquismo e a experiência mística, e argumenta-se que, tanto na vivência erótica quanto na mística, o masoquismo representa a busca por uma experiência diferente e transcendente.
2. O masoquista pode ser alguém que se identifica com a dor e o sofrimento, mas não se deixa destruir por eles. O masoquista usa a dor como uma ferramenta para se transformar e crescer, buscando o sublime através da experiência da dor e do sofrimento.
3. O masoquismo também pode ter uma função social e política. Argumenta-se

que o masoquismo pode ser uma força para a mudança social, ajudando a desafiar as normas sociais e a questionar as estruturas de poder (dominador versus dominado).

Uma Interpretação Do Masoquismo

Parece que tanto os místicos quanto os masoquistas sexuais buscam, durante a experiência do sofrimento, a dissolução das próprias amarras e das restrições em favor de um sentido maior nas suas vidas. Durante o estado de êxtase, nenhuma ironia, nenhuma proteção autoimposta pode ser mantida por muito tempo.

O fervor do masoquista sexual (ou não sexual) não pode ser quebrado de fora para dentro. Toda dor, humilhação ou aflição apenas intensificam essa resiliência. A intenção não é controlar o mundo ou exercer poder sobre ele, mas sim envolver e absorver o que é externo, particularmente as suas facetas mais desconhecidas.

A Curiosidade

A curiosidade sexual-erótica pode ser insaciável na busca por novas experiências. A necessidade de transgredir do masoquista faz com que ele assuma riscos e se exponha diretamente ao desconhecido como uma parte crucial de sua existência. Por exemplo, ao se perder deliberadamente em uma cidade estrangeira à noite, ignorando as indicações para a estação de ônibus mais próxima, você, leitor, estará exposto a esse tipo de perigo. Ao permitir que um estranho entre em sua casa, você está praticando a mesma ação. Esses riscos implicam em perigo concreto, como se fosse necessário se expor dessa forma para adquirir qualquer nova experiência autêntica, através de provas inusitadas e amedrontadoras.

A Auto Extinção

Sem dúvida, os termos "autodestrutivo" e "suicida" são adequados para retratar a forma constante como o masoquista pode comprometer a sua saúde e o seu bem-estar, além de colocar em perigo o seu próprio corpo. Eles desafiam as regras fundamentais da sobrevivência por seu relacionamento amoroso com a própria suposta aniquilação.

Autodisciplina

Nesse manuscrito, estamos muito distantes do conceito de masoquismo como algo lúdico, cômico, poético ou religioso, ou da sua capacidade de redenção. Voltamos nossa atenção para aquele instante no meio do ato masoquista onde a dor é verdadeiramente insuportável. Para superar isso, é necessária muita autodisciplina. Uma representação da morte é apresentada, a morte é concebida de duas formas. Inicialmente, como um acontecimento inescapável que ocorrerá no futuro. Em segundo lugar, todas as formas de morbidade que as pessoas experimentam ao longo da vida. O objetivo do masoquista pode ser tentar compreender, através da imaginação, como é a transição entre a vida e a morte, através do corpo e da vontade. Como já mencionamos, o indivíduo que aceita voluntariamente a dor deve ser corajoso. A razão para isso reside na quantidade de forças poderosas que ele ou ela mobiliza durante a submissão. Deve existir um momento de seriedade, quando a comédia sedutora, o vestuário e as posturas extravagantes terminam, antes que a dor tenha sido transformada ou amenizada pelo prazer erótico. Todo o perigo do excesso está presente naquele instante. Trata-se de um instante de silêncio causado por uma sensação orgástica de auto extinção temporária.

A Conexão

A prática do masoquismo sexual entre os adeptos sempre renasce após uma provação dolorosa, e o relato do torturador sobre a provação indica que nunca existe um instante de abandono total. A submissão sexual ocorre entre duas pessoas, dentro das restrições de um contrato que versa sobre o que é ou não aceitável pelo masoquista. Portanto, mesmo que a dor pareça insuportável, o masoquista sempre mantém a conexão e o controle.

Esses contratos antecipadamente realizados evitam a sensação do desespero total ou do abandono por parte do masoquista. Uma das lições do masoquismo é que se deve compartilhar o sofrimento, ao invés de sofrê-lo sozinho. A inimiga não é a dor, mas a desconexão – incluindo a forma de cinismo que envolve a escolha de se afastar do contrato. A dor em si é uma vivência individual, que pode ser intensificada ou aprimorada pelo ambiente.

O masoquista pode almejar a dor plena, mas dentro da segurança de um vínculo erótico, uma parceria. Em um relacionamento, é possível alcançar praticamente qualquer destino, passando pelos círculos do inferno e do purgatório. Repiso: A experiência de estar conectado a alguém, mesmo no meio da tempestade, é o que possibilita ao masoquista viver a sua aventura.

A Vida Imita A Arte?

Tanto o texto literário de Sacher-Masoch (Caso 1) quanto o relato de um caso clínico publicado por Kraft-Ebing (Caso 2) falam sobre o masoquismo sexual. Como dito, tais práticas sexuais estão presentes nas artes, na clínica médica e em múltiplos outros campos da ciência e da religião.
A análise dos textos sobre os conceitos de curiosidade, conexão com o outro, autodisciplina, e auto extinção revela aspectos interessantes, especialmente no contexto das dinâmicas de desejo e poder entre os gêneros.

Curiosidade

A curiosidade desempenha um papel fundamental em ambos os textos. A curiosidade pode ser vista na exploração das dinâmicas do poder sexual e nas diferenças de gênero. Os protagonistas homens expressam uma curiosidade sobre a natureza da crueldade feminina e a manipulação nas relações entre homens e mulheres, indicando uma busca por entender e dominar a dinâmica do desejo.

Conexão com o outro

A conexão com o outro é palpável em ambos os casos. No primeiro texto, a relação entre os gêneros é mediada por um entendimento sutil de poder e manipulação. O jogo revela uma busca pela conexão através da dominação e da submissão, destacando a maneira como relações íntimas podem ser moldadas por desejos de controle. No segundo texto, a necessidade de sentir-se "açoitado" enquanto busca a intimidade revela uma relação complexa entre prazer e desprazer, onde a conexão com o outro está essencialmente ligada ao sofrimento e ao controle. O masoquista tem o controle em uma ambiente necessário de conexão com a parceira.

Autodisciplina

A autodisciplina revela-se na capacidade de se envolver em rituais que condicionam o prazer. Ao se submeter aos seus desejos específicos, fantasias sexuais a aos seus imaginários eróticos, os homens (nos dois textos) exercem uma forma de autodisciplina sexual, moldando as suas necessidades de acordo com as exigências das torturadoras. Aqui, trata-se de uma estratégia para atender as necessidades sexual-eróticas, mesmo que de forma não convencional.

Auto extinção

A auto extinção é um conceito que está presente de maneira mais explícita no texto de Kraft-Ebing. O desejo de X por experiências que envolvem dor e humilhação indica uma forma de auto extinção, um desejo não apenas de sofrer, mas também de renunciar ao prazer convencional. Seu prazer sexual está atado à dor infligida a si mesmo, o que pode ser lido como uma forma de se extinguir em busca de satisfação através da degradação.

No primeiro texto, a auto extinção é mais sutil, refletindo-se na maneira como a mulher é convidada a sacrificar suas emoções e até mesmo seu desejo verdadeiro em prol de uma performance de controle e dominação. A necessidade de "trapacear" e usar o risco como arma encobre uma perda de autenticidade que pode levar a uma espécie de auto extinção emocional.

Ambos os textos oferecem uma arena para a exploração das dinâmicas de poder, desejo e identidade, revelando como a curiosidade e a conexão podem se desdobrar em autodisciplina e auto extinção. A busca por controle, compreensão e prazer, muitas vezes, vem acompanhada de perdas potenciais de autenticidade e de desconexões profundas, refletindo a complexidade e a ambivalência das relações humanas.

Referências

Aggrawal, A. (2009). Forensic and Medical-legal Aspects of Sexual Crimes and Unusual Sexual Practices. Boca Raton: CRC Press.

Phillips, A. (1998). A Defence of Masochism. London: Faber & Faber.

A Influência do "Mal" na Atribuição da Responsabilidade pelos Comportamentos Sexualmente Criminosos

> *"Ninguém, exceto pelo menos um insignificante pajenzinho, um pateta que exibia por toda a parte ofuscante fealdade e cujas opiniões não tinham a mínima importância possível. Tinha o desaforo de afirmar — se as suas ideias valessem a pena ser mencionadas — que o seu dono jamais subira para a sela sem um inexplicável e quase impercetível arrepio, e que no regresso de cada um dos seus longos e habituais passeios, uma expressão de maldade desfigurava a sua face."*
> (Edgar Allan Poe, Metzengerstein)

O termo **mal** tem sido usado, muitas vezes de forma pouco responsável, na teoria e na prática em diferentes arenas do conhecimento científico. Esse termo, que traz uma noção religiosa moralmente carregada, não tem base natural e sim sobrenatural. Há razões sobrepostas, mas também diferentes, pelas quais a noção do mal – e não apenas da palavra mal, como se pudesse ser divorciada de suas conotações – é usada na psiquiatria, na psicanálise e em outras psicoterapias e na jurisprudência. Em cada caso, pode apontar para uma certa inquietação e insegurança reflexivas sobre os fundamentos dessas disciplinas, quando faltam construtos melhores para definir determinada ocorrência.

Rotular alguém ou algo como mau é categorizá-lo de uma maneira especial, separá-lo da normatização moral comum. Por exemplo, os nazistas não eram meramente brutalmente amorais, mas maus; mal, não porque o que eles fizeram foi tão ruim, mas porque o que eles fizeram foi tão ruim que foi categoricamente diferente ou dissimilar do meramente imoral e amoral. Pensemos, por um momento, que o mal seja um termo útil, precisamente porque captura um mundo que não está claramente dividido em dois, um mundo em que o sagrado, o profano e seus desdobramentos se encontram e se misturam quase todos os dias, e certamente todas as noites, das nossas vidas. A moralidade é sobre discernir o certo e o errado; já o mal expressa a dissolução do significado, limites e sentido. Dessa forma, o mal desafia a própria existência da moral. Achar que o mal possa ser um conceito útil, porque evoca não apenas o sadismo, mas também a ausência de limites, ajudando a explicar o prazer em infligir dor aos outros, o prazer de controlar os outros. Para muitos no Ocidente, o mal acrescenta uma compreensão mais rica dessa experiência, porque o conceito de mal invoca uma tradição na qual a maldade é uma violadora de limites, rastejando sobre nós, picando-nos, envenenando-nos e aparecendo em lugares onde menos esperamos.

No entanto, as disciplinas ditas científicas têm compromissos que são incompatíveis com as estruturas conceituais nas quais o mal tem relevância interpretativa ou descritiva. A visão de que essas

disciplinas devem se comprometer a evitar a noção de mal em seus discursos profissionais tem recebido pouca atenção na literatura recente. A visão predominante, que ignora as considerações etimológicas e metodológicas, é que se usa o termo naturalmente, quase que de forma espontânea.
A visão predominante é que se pode usar o termo naturalissimamente, mais ou menos como se quer, uma vez que "quaisquer pessoas" entenderão o que se quer dizer. Será mesmo?

Na realidade, muitos acham chocante e inadequado quando um advogado, ou pior ainda, um psiquiatra, descreve um indivíduo como algo mau, reificando o mal. Embora o conceito de mal seja usado ativamente na cultura contemporânea, não é uma ideia totalmente respaldada para a prática da psiquiatria, psicologia, psicanálise ou do direito. Mais está em jogo no uso do termo mal do que pode parecer evidente à primeira vista. A questão do uso é em si indicativa de problemas e preocupações mais amplos. Deixe-me levantar a hipótese de como o uso do termo mal na psiquiatria aponta para um problema mais profundo no campo. O leitor pode substituir a Medicina pela Jurisprudência (embora não exatamente mutatis mutandis) e construir argumentos semelhantes.

O uso do termo "mal" em discussões sobre comportamentos sexuais criminosos, considerando a sua conotação religiosa e moralmente carregada, torna-o inadequado para uma análise científica e jurídica séria. Expandindo essa última premissa, podemos explorar as implicações dessa crítica, analisando diversos aspectos da questão:

A Problemática da Linguagem

A escolha da linguagem é crucial em qualquer discussão sobre assuntos complexos e sensíveis. O termo "mal", enraizado em uma rica tradição teológica e moral, evoca imediatamente julgamentos de valor e implicações de culpabilidade. Isso impede uma análise objetiva, necessária para compreender os fatores contribuintes para comportamentos sexuais ofensivos, que são multifacetados e raramente se reduzem a uma simples noção de "maldade" inerente ao indivíduo. A utilização de uma linguagem descritiva e despida de valores morais, que priorize a precisão e a neutralidade axiológica, é fundamental para uma abordagem científica e ética. A opção por uma análise que considere fatores psicológicos, sociais e biológicos, em vez de atribuir a responsabilidade a uma abstração moral como o "mal", se mostra crucial para evitar conclusões simplistas e moralistas.

Aspectos Psicológicos e Psicanalíticos

A Psicologia oferece importantes contribuições para a compreensão dos mecanismos psicológicos subjacentes aos comportamentos sexuais criminosos. Existem várias teorias testadas e testáveis que ajudam a desvendar a complexa interação entre impulsos violentos, mecanismos de defesa, e a dinâmica intrapsíquica que molda a personalidade do indivíduo. Por exemplo, a exploração de conceitos como a posição depressiva, a esquizoparanoide, e a egotista abre caminho para uma análise mais aprofundada das dinâmicas internas do sujeito, esclarecendo como a divisão do ego e a projeção de impulsos destrutivos podem influenciar o comportamento sexualmente agressivo. A vulnerabilidade do indivíduo, a falta de empatia, as interpretações errôneas, as distorções cognitivas apoiadas na congruência emocional, os fatores culturais e ambientais etc. podem ser ingredientes breves, mas essenciais na avaliação científica do agressor. No entanto, muitas vezes, o pavor provocado nas pessoas eliciado pelos comportamentos violentos, pode atuar como base para a associação de termos disfuncionais com comportamentos destrutivos por terceiros. A análise dessa perspectiva amplia a compreensão da etiologia desses comportamentos, reconhecendo a complexidade das relações e a importância do desenvolvimento psicossocial.

O Contexto Social e Cultural

O ambiente sociocultural exerce uma influência significativa na formação da personalidade e no desenvolvimento de comportamentos desviantes. Uma análise mais completa deve considerar fatores como a educação, a cultura, a estrutura familiar, e os sistemas de valores predominantes em uma determinada sociedade. As normas sociais relativas à sexualidade, e a tolerância a diferentes formas de expressão sexual desempenham um papel crítico na forma como os indivíduos internalizam os padrões de comportamento e na probabilidade de desenvolverem comportamentos sexuais criminosos. Desconsiderar esses fatores contribui para análises incompletas e generalizações imprecisas.

O Papel da Neurobiologia

Aspectos neurobiológicos também desempenham um papel crucial. Desequilíbrios neuroquímicos, danos neurofisiológicos, e variações genéticas podem

contribuir para comportamentos desviantes. Estudos científicos demonstram a correlação entre certos fatores neurobiológicos e determinados comportamentos sexuais, reforçando a necessidade de uma abordagem multidisciplinar que integre diferentes perspectivas, evitando a simplificação dos fatores causais. Por exemplo, o fato de, em portadores do Transtorno Pedofílico, existir uma menor repetição do trinucleotídeo CAG (Citosina-Adenina-Guanina) no genes que codificam os receptores de androgênios (AR), implica em maior capacidade transcricional do gene e, putativamente, maior sensibilidade destes receptores aos andrógenos circulantes. A visão puramente biológica, embora importante, não pode ser aplicada de forma isolada, ignorando as dimensões psicológicas e sociais.
É claro que psiquiatras, juristas, psicanalistas e psicologistas não precisam negar que as ações e as pessoas são hediondas, prejudiciais, repugnantes, imorais e injustas. No entanto, discutir as ações de uma pessoa, ou de uma pessoa, em termos do mal, em vez de psicoses, psicopatias, legalidade ou

moralidade da ação, ou quaisquer outras categorias disponíveis que não estejam ligadas à noção de mal, convenientemente ofusca e mistifica as tarefas profissionais em questão. É desistir ou renunciar a essas tarefas. O psiquiatra, enquanto psiquiatra, identificará o psicopata como um psicopata, mas não faz sentido descrever um psicopata como mau. Religiosamente falando, o mal deve ser identificado (por exemplo, como pecado) e reparado teologicamente (por exemplo, em termos de redenção e salvação). Secularmente, no entanto, crimes, atos imorais e doenças mentais devem ser identificados e reparados por meio de ingredientes para a disciplina relevante que os considera. A questão não é meramente verbal porque a identificação, o tratamento ou o julgamento estão em jogo. O que precisa ser mostrado é como e por que isso acontece.

Jurisprudência e Responsabilidade

A questão da responsabilidade legal é outro aspecto crucial a ser considerado. A atribuição de culpa a um indivíduo, especialmente no contexto de comportamentos sexuais criminosos, exige uma abordagem cuidadosa, sensível e baseada em evidências. A compreensão dos fatores sociais e psicológicos que contribuem para o desenvolvimento de tais comportamentos é fundamental para uma avaliação justa e para a aplicação de sanções apropriadas. A utilização do termo "mal" prejudica esse processo, levando a uma atribuição de culpa simplista e desconsiderando a complexidade das causas e dos contextos em que esses comportamentos ocorrem. O sistema jurídico deve priorizar a busca por justiça, considerando as nuances da individualidade e da responsabilidade, e evitar julgamentos moralistas e precipitados.

Perspectivas Culturais Comparadas

De qualquer forma, observa-se que, em certas culturas asiáticas, a concepção de "mal" possui menor peso ou está ausente. Isso levanta a questão sobre o papel da cosmovisão cultural no entendimento e no manejo dos comportamentos desviantes. A valorização de uma perspectiva mais harmonizada com aquilo que é testável e contextualizada contribui para a implementação de abordagens mais eficazes e culturalmente sensíveis. O que é percebido como "mal" em uma sociedade pode ser interpretado de maneira muito diferente em outra, e essa compreensão intercultural é fundamental para o desenvolvimento de intervenções eficazes.

O termo mal não é uma ferramenta adequada para a análise e compreensão dos comportamentos sexuais criminosos. A abordagem proposta defende a adoção de um modelo científico mais abrangente e interdisciplinar, que considere os fatores psicológicos, sociais, biológicos e culturais. Uma análise que inclua essas diversas dimensões contribui para uma compreensão mais completa, objetiva e sensível dos comportamentos sexuais criminosos, permitindo intervenções mais eficazes e uma abordagem mais justa e equitativa do ponto de vista legal. A discussão sobre o mal necessita de um olhar crítico, desconstruindo seus pressupostos religiosos e moralistas, para abrir espaço para análises mais rigorosas, baseadas em evidências e contextualizadas culturalmente.

Referência

Mason, T. (2006). Forensic Psychiatry. Influence of Evil. New Jersey: Human Press.

O "Mal" como Objeto de Investigação Científica: Um Contraponto

"Se Satanás tivesse esse tipo de poder, como alguém poderia enfrentá-lo voluntariamente? Então ele não o fez."
(Felicitas D. Goodman, 1981)

Embora exista um extenso corpo de literatura sobre crenças religiosas, poucos estudos têm envidado esforços na investigação do Mal enquanto construto ou mesmo reificação. A crença na realidade de Satanás, do inferno, dos demônios ou de outras concepções do Mal constitui um componente importante da estrutura geral de muitas crenças religiosas que pode ter associações importantes com outros tipos de crenças, incluindo a intolerância a grupos específicos de pessoas (Wilson & Huff 2001).

Além de estar associada com outras crenças, uma pesquisa Gallup de 2004 relatou uma tendência de que a crença no Mal tem aumentado... e no Mal "coisificado..."

Enquanto 56% dos americanos acreditavam no inferno em 1997, 70% afirmavam acreditar nele em 2004. Da mesma forma, 55% acreditavam no Diabo em 1990, enquanto 70% afirmavam acreditar em 2004. A mesma pesquisa Gallup de 2004 relatou que a crença no inferno era mais forte entre os frequentadores das igrejas e entre aqueles com diploma de ensino médio ou inferior. Estas estimativas sugerem que a crença em concepções do Mal é generalizada e não parece ser negligenciável (Baker, 2015).

Nós todos temos a tendência para buscar explicações rápidas e reconfortantes para eventos negativos e ameaçadores. Uma explicação comum é a crença em forças ativas do Bem e do Mal, que influenciam as vidas das pessoas bem como as situações. Pesquisas já demonstraram uma correlação entre a crença no mal e julgamentos mais severos e comportamentos menos pró-sociais.

Baker cita a pesquisa de Wilson e Huff (2001) como precedente importante. Este trabalho demonstrou a possibilidade de mensurar significativamente a crença em um Satanás ativo no mundo material e estabeleceu uma associação entre essa crença e a intolerância às minorias raciais e sexuais. Outrossim, a crença no Mal reificado pode estar conectada com vivências de extremo sofrimento, desvantagem social e busca de explicações religiosas para as mazelas cotidianas. Apesar da crença no Mal apresentar uma correlação negativa com a classe social, essa relação é atenuada pela frequência da participação em serviços religiosos. De fato, a crença em entidades malignas é um fenômeno complexo e multifacetado, influenciado por uma interação de fatores sociodemográficos, religiosos e culturais.

As Dimensões do Mal

Apesar das várias tentativas de insistir que o termo "Mal" deve ter mais propriamente um sentido religioso e paranormal do que um significado nas arenas científico-forenses, é praticamente impossível eliminar a concepção sobre forças e entidades malignas do ideário de muitos de nós.

Dito isso, e tentando minimizar os problemas de entendimento e discernimento, o Mal pode ser visto sob seis dimensões fundamentais:

1. Existe a intenção de causar o dano
2. Existe o prazer em causar o dano
3. Existe a crença na completa inocência da vítima do Mal
4. O Mal representa a antítese da paz, da ordem e da estabilidade
5. O Mal é egocêntrico
6. O Mal deseja o controle total sobre a vítima.

Bom, até aí, considerando tais dimensões, não estaríamos muito longe das avaliações médicas sérias realizadas com agressores sexuais seriais ou mesmo predadores. Na verdade, valores éticos e construtos pessoais orientam as avaliações do comportamento humano. Por detrás destas dimensões, estão vários construtos médico-psiquiátricos, tais como a Tríade Negra (Narcisismo, Psicopatia e Maquiavelianismo), a psicopatia, o narcisismo maligno, a flexibilidade cognitiva, a baixa conscienciosidade, a falta de empatia, dentre outros.

Compreendendo o Mal

A compreensão daquilo que chamamos **Mal** tem intrigado filósofos, teólogos e cientistas por séculos. Embora a investigação do Mal amiúde assuma uma perspectiva moral e/ou teológica mística, muitas vezes o termo é usado na Psicologia, buscando entender os processos mentais que levam os indivíduos a cometer atos criminosos e execráveis. Abandonando definições abstratas e dogmáticas, adotamos aqui uma abordagem científica, analisando o que a psicologia tem a oferecer para a compreensão do ato maléfico.

Como reiterado em texto anterior, associamos o Mal à produção de sentimentos de profunda angústia e perplexidade frente ao sofrimento humano. Apesar da natureza ilusória do conceito, procuramos entender o que o Mal significa no contexto humano e não no sobrenatural. Não se trata de uma definição universal e imutável, mas sim de uma construção social e individual, sujeita às variações culturais e individuais.

A abordagem mais simplista equaciona "Mal" com sofrimento, qualquer tipo de sofrimento. Mas isso é insuficiente. Um terremoto que causa sofrimento e mortes não é, necessariamente, "maligno" no sentido moral. O sofrimento em si, sem uma intenção perversa por trás, não se enquadra em uma concepção psicológica do Mal.

Assim, considerando as dimensões do Mal, uma definição mais precisa identifica o Mal como o sofrimento intencionalmente infligido. Um ato intencional de causar dor, dano ou privação a outra pessoa, sem justificativa razoável, se configura como um ato "maligno". Essa intenção é fundamental. A ação acidental, por mais trágica que seja, não configura maldade. Considere o exemplo de um acidente de carro: o sofrimento causado é real, mas a ausência de intenção malévola diferencia este ato de um ato de violência premeditada ou intencional.

Porém, mesmo esta definição requer considerações mais sutis. A subjetividade na avaliação da intencionalidade e da justificação é inerente. O que é considerado "justificável" para um indivíduo, pode ser inaceitável para outro. O mesmo ato pode ser visto como heroico sob certas circunstâncias e como abominável sob outras. Imagine uma mãe que mata o agressor de seu filho: a intenção era proteger seu filho, mas a ação é de causar a morte de outra pessoa. O contexto é crucial. A justiça, a cultura e as crenças individuais influenciam essa interpretação.

Para agregar clareza à complexidade inerente a esta definição, alguns autores propõem um modelo tripartido mais sucinto para a compreensão do Mal:

1. Intencionalidade: O ato precisa ser intencionalmente direcionado para causar prejuízo.
2. Prejuízo: O ato precisa resultar em dano físico, psicológico, social ou econômico a outrem.
3. Sem Justificação: O ato precisa ser percebido por terceiros como injustificável, ou seja, sem uma razão plausível ou aceitável pela sociedade.

Dito isso, a convergência desses três elementos configura o que é tipicamente reconhecido e rotulado como "mal" em um contexto psicológico. A ausência de apenas um deles, reduz a intensidade da percepção de maldade. Por exemplo, um ato não intencional que causa dano, embora lamentável, não é "maligno" no mesmo sentido que um ato cruel e deliberadamente infligido.

O Mal encarnado

A aplicação do rótulo de "malfeitor" (ou "maligno") a um indivíduo que pratica atos considerados "maus" é um processo intrincado. É aqui que o conceito do "Mito do Mal Puro" (MOPE) entra em cena.

O MOPE é um estereótipo arraigado que caracteriza os "malfeitores" como seres intrinsecamente maus, implacáveis e irredutíveis.

O MOPE é um atalho cognitivo, simplificando a compreensão de atos complexos e perturbadores. Embora útil em situações extremas, pode levar a julgamentos injustos e superficiais. A crença no MOPE exacerba a tendência a desumanizar os malfeitores e a justificar punições severas, muitas vezes desproporcionais à natureza do ato (Burris, 2022).

Ao desumanizar alguém, torna-se mais fácil justificar atos de violência ou punição severa contra ele. Novamente, considerar a perspectiva dos atores envolvidos, e as nuances do contexto, é essencial para uma análise mais justa e equilibrada da natureza do mal.

A Marca de Caim

A consciência da possibilidade de ser rotulado de "maligno" induz as pessoas a desenvolver estratégias de defesa para evitar o estigma. A história bíblica de Caim e Abel ilustra esse ponto. Caim, após matar seu irmão, teme ser morto e lamenta sua condição. Deus marca-o para protegê-lo, mas essa marca de Caim o condena à marginalização perpétua. A "marca de Caim" simboliza a condenação social irreversível, o estigma de quem comete um ato considerado "maligno".

Diante disso, as pessoas recorrem a diversas estratégias para evitar o rótulo de "maligno", minimizando a sua responsabilidade, negando o ato, ou justificando sua ação através de diversas racionalizações. Algumas das táticas incluem:

1. Licenciamento Moral: A justificação de um ato reprovável é obtida previamente demonstrando condutas morais exemplares
2. Negação do Papel: A recusa em assumir a responsabilidade pelo ato cometido.
3. Minimização do Prejuízo: A redução da gravidade das consequências negativas da ação.
4. Minimização da Intenção: A justificação do ato com base na ausência de intenção maliciosa.
5. Invocação de Justificativas: A procura de explicações externas ou justificáveis para a ação.

Essas estratégias são frequentemente usadas em conjunto, reforçando-se mutuamente. Estudos demonstram que criminosos sexuais, por exemplo, tendem a usar essas táticas objetivando desviar a própria culpa e a própria responsabilidade, mesmo que as ações sejam reconhecidamente prejudiciais a outros. Muitas vezes, alegar a ocorrência de lapsos de memória, ou um tipo de "esquecimento motivado", é uma forma de lidar com as memórias dos atos violentos cometidos e combatidos naturalmente pela mídia.

Tornando-se Mal

A crença na insignificância ou irrelevância da vítima facilita a prática de atos maus. O processo de tornar-se "maligno" pode ser gradual e complexo, influenciado por fatores individuais, como a predisposição à crueldade, a falta de empatia e a baixa capacidade de autocontrole, além de fatores situacionais, tais como a pressão social, a influência de grupos e a desumanização das vítimas.

Pergunta final

Onde está o Mal? Ele está no meio de nós...

Referências

Baker, J. (2015). Who believes in religious evil? An investigation of sociological patterns of belief in Satan, Hell, and Demons. Rev Religious Res, 50(2): 206-220.

Burris, C.T. (2022). Evil in mind: The psychology of harming others. Oxford: Oxford University Press.

Wilson, K.M., and Huff, J.L. (2001).

Scaling Satan. J Psychol, 135(3):292-300.

Análise Qualitativa das Atribuições ao Mal dos Atos Sexualmente Ofensivos entre Agressores Sexuais – Uma Análise dentro do Dialogismo Bakhtiniano

"Essa luta contra o temor cósmico, em todas as suas formas e manifestações, apoiava-se (…) sobre o princípio material incluído no próprio homem. De alguma forma, o homem assimilava os elementos cósmicos, encontrando-os e experimentando-os no seu próprio interior, no seu próprio corpo; ele sentia o cosmos em si mesmo".

(Mikhail Bakhtin – A Cultura Popular na Idade Média e no Renascimento. O Contexto de François Rabelais)

INTRODUÇÃO

Este texto pretende:
1. Amalgamar na <u>Introdução</u> a aplicação das teorias da atribuição com o dialogismo bakhtiniano na interpretação e na forma do "dar desculpas" por alguma ação ou algum comportamento; no caso em pauta, comportamentos sexualmente ofensivos.
2. Explorar os diferentes enunciados ao atribuir causas sobrenaturais à própria conduta (teoria da atribuição) e como tais pronunciados se aplicam à experiência de agressores sexuais que tentam desculpar-se pelos seus atos nocivos através da crença da influência de um Mal reificado sobre o seu comportamento nocivo.
3. Elaborar uma tipologia de agressores sexuais baseada nos seus enunciados sobre a influência do Mal no comportamento sexualmente ofensivo.

As teorias da atribuição, originalmente da psicologia social, investigam como as pessoas explicam os seus próprios comportamentos ou o de outras pessoas, atribuindo causas a eventos e ações, dando "desculpas".

Mikhail Bakhtin, pensador russo influente no campo da teoria literária, desenvolveu o conceito do dialogismo, que enfatiza a natureza interativa e multifacetada da linguagem e do significado. No dialogismo, o significado não é inerente às palavras em si, mas sim emergente da interação entre os enunciados, os contextos e os participantes do diálogo. O ato de se desculpar, portanto, não é simplesmente um evento monológico, mas sim um evento complexo, situado em um contexto dialógico que envolve múltiplas vozes e perspectivas (Dendith, 1995).

Ao analisar o ato de pedir desculpas, devemos considerar as diversas vozes que contribuem para a sua constituição e para o seu significado. A voz do indivíduo que se desculpa é, sem dúvida, central, mas é também moldada e afetada pelas vozes dos outros envolvidos na situação. Isso inclui a voz da pessoa a quem o pedido de desculpas é direcionado, a voz do contexto social mais amplo, e até mesmo a voz do ideário do "Mal".

A questão da atribuição da culpa ao "Mal" em um pedido de desculpas não é trivial. De acordo com o dialogismo bakhtiniano, a culpa pode não ser atribuída a um único agente, mas sim emergir de uma interação complexa e muitas vezes ambígua de fatores diversos. Isso é semelhante à experiência literária descrita por Bakhtin, onde a voz do narrador muitas vezes se entrelaça com as vozes dos personagens, criando uma polifonia de significados.

No contexto de um ato de se desculpar, essa polifonia pode refletir a percepção de que o "Mal" não é simplesmente uma força externa, mas sim algo inerente à condição humana. O "dar desculpas" pode, por exemplo, refletir a tomada de consciência da própria falibilidade ou da inabilidade de controlar eventos externos que levaram à situação atual. No ato de se desculpar, dessa forma, o sujeito reconhece a própria contribuição do "Mal", mas sem assumir toda a responsabilidade por ele.

O dialogismo permite que diferentes vozes e interpretações se entrelacem no significado de um ato de se desculpar, não culminando em uma resolução unívoca ou final. O significado permanece aberto, multifacetado, situado no processo contínuo de negociação e interação entre as vozes participantes. Assim, o ato de se desculpar, com sua atribuição da culpa ao Mal, destaca a complexidade e a riqueza da experiência humana em um contexto social e interacional.

É importante observar que a aplicação do conceito do dialogismo a situações cotidianas requer uma reflexão cuidadosa sobre o contexto específico e as nuances do discurso. Não há uma maneira única e correta de interpretar o ato de se desculpar, e a riqueza do dialogismo reside, justamente, nessa pluralidade de significados.

Dito isso, o ato de se desculpar, aparentemente simples, revela-se, sob a lente do dialogismo bakhtiniano, um complexo palco de vozes em luta por hegemonia. Não se trata apenas de uma declaração isolada, mas de um microcosmo de discursos que se entrelaçam, revelando as tensões entre a responsabilidade pessoal e as justificativas externas. Ao se desculpar, o indivíduo não emite uma voz única e monolítica, mas sim um coro de enunciados que dialogam entre si e com o contexto da situação.

As Vozes nos Enunciados

Em primeiro lugar, temos <u>a voz da responsabilidade</u>, que reconhece a inadequação do comportamento e a necessidade de reparação. Essa voz, frequentemente tímida e hesitante, busca assumir a culpa e a consequência dos atos. Porém, ela muitas vezes entra em conflito com outras vozes, que tentam diluir ou até mesmo anular sua força.

Uma dessas vozes é a <u>voz da justificativa</u>, que busca explicar o comportamento inadequado, atenuando sua gravidade. Essa voz pode evocar diversos discursos sociais: a voz da cultura, que apresenta normas e valores que justificariam, parcialmente, a ação; a voz da situação, que descreve as circunstâncias que tornaram o comportamento inevitável; a voz do agressor, que aponta a responsabilidade de terceiros pelo ocorrido. Todas essas justificativas procuram criar uma espécie de "contra-discurso" que desafia a <u>voz da responsabilidade</u>.

Em seguida, temos a <u>voz do arrependimento</u>, que expressa pesar pela ação realizada. Esta voz não necessariamente busca eximir a culpa, mas reconhece a dor causada e a própria dor interna do agressor. Ela dialoga com a <u>voz da responsabilidade</u>, reforçando a sinceridade da desculpa, mas também pode conflitar com a <u>voz da justificativa</u>, se o arrependimento for superficial e não conduzir a uma mudança do comportamento.

Finalmente, a voz da desculpa também implica uma resposta esperada da outra pessoa, a quem a desculpa é dirigida. A voz do interlocutor, por sua vez, também é heteroglóssica. Ela pode ser a voz da aceitação, do perdão, da compreensão; ou, ao contrário, a voz da desconfiança, da incredulidade, da revolta. A eficácia da desculpa depende, em grande parte, da recepção dessa voz.

Assim, o "dar desculpas" pode ser encarado como uma complexa negociação entre diversas vozes, expressando tensões, contradições e estratégias. A análise bakhtiniana revela que a desculpa é um processo comunicativo profundamente dialógico, onde a sinceridade e a eficácia da desculpa dependem da articulação e da interação dessas diversas vozes e de como o contexto social influencia a recepção dessa comunicação.

Os Enunciados sobre o Mal

Sob a ótica do dialogismo (Bakhtin, 1981), esse complexo palco de vozes em conflito pode não se harmonizar simplesmente com uma declaração de arrependimento, mas sim de uma intrincada trama discursiva onde a responsabilidade pessoal dialoga com forças externas, atribuindo o desvio moral a uma entidade transcendente – o Mal reificado. A análise desta performance discursiva revela a complexidade da experiência humana e as estratégias utilizadas para lidar com a culpa e a transgressão moral.

A ambivalência das múltiplas vozes manifesta-se na própria escolha de atribuir a ação a uma força externa, o Mal, demonstrando a luta entre a assunção da culpa e a necessidade de se proteger da responsabilidade moral. Voloshinov (1973) já abordara a natureza ideológica da linguagem, lembrando que o discurso nunca é individual, sendo moldado pelas forças sociais e culturais dominantes, incluindo crenças sobre o livre-arbítrio e a interferência divina ou demoníaca.

Contrapondo-se à voz da responsabilidade, surge a voz da justificativa, que busca atenuar a gravidade do comportamento inadequado ao transferi-lo para o Mal. Essa voz evoca um discurso teológico místico ou supersticioso, atribuindo à ação uma causalidade sobrenatural. Ela se apropria de crenças e narrativas pré-existentes sobre o poder do Mal na influência do comportamento humano. Essa voz dialoga com a responsabilidade, não a contradizendo completamente, mas sim a relativizando, sugerindo que a ação, embora inadequada, não foi inteiramente produto da vontade consciente do indivíduo. A análise de como o indivíduo utiliza esse recurso é a chave para compreender as implicações ideológicas e as relações de poder no jogo discursivo (Foucault, 1999).

Além disso, a voz do arrependimento pode ser enfraquecida pela prevalência da justificativa. O arrependimento genuíno implicaria em assumir plena responsabilidade e buscar a reparação, mas, neste caso específico, a culpa é de alguma forma atribuída ao Mal, diminuindo a intensidade do pesar pessoal. Essa voz dialoga tanto com a responsabilidade quanto com a justificativa, buscando uma reconciliação entre o reconhecimento da falha e a minimização da culpa pessoal. Essa tensão se reflete nas expressões (verdadeiras ou não) de remorso, que podem oscilar entre a sinceridade profunda e a busca de perdão por algo sobre o qual o indivíduo tenta se sentir parcialmente inocente.

Por fim, a performance discursiva de pedir desculpas leva em conta a expectativa de resposta do interlocutor, a quem a desculpa é dirigida. Essa voz do interlocutor, como já dito, pode expressar aceitação, perdão, compaixão ou, ao contrário, incredulidade, julgamento, e rejeição da desculpa. A eficácia da desculpa depende, portanto, não só da forma como é expressa, mas também da maneira como essa expressão é recebida e interpretada pelo contexto social. Bauer (2007) demonstra como as práticas discursivas são reguladas por convenções sociais, mostrando que o sucesso de uma desculpa não depende apenas da sinceridade, mas da adequação às expectativas do interlocutor.

O ato de pedir desculpas, atribuindo a culpa ao Mal, é, portanto, uma complexa performance discursiva que reflete as tensões entre a responsabilidade pessoal e as justificativas externas. O dialogismo bakhtiniano nos ajuda a compreender como essas vozes se entrelaçam, revelando as estratégias ideológicas e sociais utilizadas para lidar com a culpa e a transgressão moral. A análise da linguagem, dos seus contextos e das suas interações permite desvendar as estratégias de justificação e as complexidades da experiência humana ao confrontar a falha moral e a responsabilidade por ela.

MÉTODO

Procedimento

A análise qualitativa de dados é um processo de trazer ordem, estrutura e significado para os dados coletados. A análise qualitativa de dados está, na verdade, buscando a relação entre categorias e temas de dados almejando aumentar a compreensão de um fenômeno determinado. Assim, em vez do que ser rigoroso e baseado em procedimentos, o pesquisador deve estar alerta, ser flexível e interagir positivamente com os dados coletados.

Como os dados qualitativos são baseados em textos, a pedra angular para analisar esses dados é o processo de codificação. Códigos são rótulos a serem atribuídos para uma ampla gama de informações descritivas ou inferenciais compiladas durante uma pesquisa. Os códigos geralmente aderem a pedaços de palavras, frases, sentenças ou o parágrafo inteiro. A codificação envolve buscar palavras ou frases relacionadas mencionadas pelos entrevistados. Estas palavras ou frases são então combinadas para realizar uma conexão entre elas (Miles and Huberman, 1994).

Usa-se, aqui, o software NVIVO, importando os documentos selecionados. A partir de então, "nós" foram criados. A função dos "nós" é armazenar um local no NVivo para referências ao texto dos códigos, o que pode significar que dois ou mais tipos de nós conterão todas as informações conhecidas sobre um determinado código ou categoria.

Participantes

Setenta e cinco homens agressores sexuais de adultas e/ou de crianças em tratamento no **ABSex** (Ambulatório de Transtornos da Sexualidade das Disciplinas de Psiquiatria e Psicologia Médica do Centro Universitário Faculdade de Medicina do ABC), afiliados religiosamente, forneceram por escrito o consentimento livre e esclarecido para a participação nessa pesquisa. Destes, 46 (62%) afirmaram que o comportamento sexualmente ofensivo havia sido influenciado pelo Mal, o Mal reificado.

Medidas

Vários instrumentos de avaliação foram utilizados. Para a proposta deste texto, nós estamos considerando apenas as perguntas abertas que lhes foram realizadas:

Você acredita no Mal como uma entidade, uma força ou espíritos?

Você acredita que este Mal influenciou as suas condutas sexualmente inadequadas contra crianças ou adultos? Se sim, deixe-nos saber como isso ocorreu (Mason, 2006).

RESULTADOS E DISCUSSÃO

A análise investigou frases de 46 agressores sexuais afiliados religiosamente que atribuíram ao Mal o seu comportamento sexualmente ofensivo. Treze (28%) eram católicos, 27 (59%) eram protestantes e 6 (13%) eram afiliados às religiões Afro-Brasileiras. Sob a lente da teoria de Mikhail Bakhtin, especialmente fundamentada na obra "Carnaval", e focando na tensão dialética entre o oficial e o não-oficial, o sério e o cômico, a ordem e o caos, três grupos foram gerados.

As 46 frases, aparentemente pessoais e de natureza confessional, revelaram-se como microcosmos que refletem conceitos mais amplos da obra de Bakhtin.

1. O Portador da Revelação (n = 25)

Exemplo de frase: "O exu me contou que me revelará o porquê fiz tudo isso".

Esse tipo de frase introduz uma voz exterior e marginal, a de Exu, figura da tradição religiosa afro-brasileira associada ao mistério, à ambiguidade e à transgressão. Exu, nesse contexto, representa o elemento não-oficial, o que está fora da ordem estabelecida, a força que opera nos bastidores do consciente e que influencia as ações do sujeito. A revelação prometida por Exu reforça a ideia de um conhecimento oculto, de uma verdade que não se encontra no domínio do discurso oficial ou racional. Essa influência externa se assemelha à penetração do lúdico no mundo oficial, rompendo momentaneamente a hierarquia e introduzindo uma perspectiva alternativa.

2. O Possuído (n = 12)

Exemplo de frase: "Às vezes, era como se a própria criança incitasse o demônio dentro de mim".

Esse modelo de frase aponta para um conflito interno, uma guerra entre a "criança" – símbolo de inocência, pureza ou impulso não-reprimido – e o "demônio" – a força do mal, do impulso destrutivo ou inconsciente. Essa dinâmica interna espelha a luta entre o oficial e o não-oficial na teoria Bakhtiniana. A "criança" seria o elemento externo da espontaneidade, da liberdade, que desafia o controle interno racional, enquanto o "demônio" representa a potencialidade do caos e da transgressão, inerente à natureza humana. A ambiguidade da frase ("como se") sugere a dificuldade em separar os elementos, apontando para a natureza intrínseca do conflito, análoga à coexistência paradoxal do oficial e não-oficial na visão bakhtiniana.

3. O Ambivalente (n = 9)

Exemplo de frase: "Me sentia sem controle, mas às vezes achava que eu mesmo podia controlar o maligno".

Esse modelo de frase expressa a ambivalência característica do lúdico indecente. A sensação de perda de controle reflete a força do não-oficial, a capacidade do caos de interromper a ordem. No entanto, a crença na possibilidade de controlar o "maligno" indica uma tentativa de recuperar a agência, de dominar o elemento caótico. Essa luta por domínio demonstra a dialética presente no carnaval: a desconstrução do oficial, mas também a busca por uma possível reordenação, por uma nova hierarquia, mesmo que transitória. A frase ilustra a possibilidade de, mesmo no meio do caos, buscar (e, em momentos, até encontrar) o controle, refletindo a natureza fluida e paradoxal da experiência "carnavalesca" proposta por Bakhtin.

Em resumo, as frases, analisadas à luz do pensamento de Bakhtin, revelam a complexa dinâmica entre ordem e caos, oficialidade e marginalidade, controle e perda de controle, assunção e atribuição da responsabilidade. Elas mostram a tensão inerente à experiência humana e à busca de sentido ou salvação, em um contexto em que o não-oficial, ainda que ameaçador, também contém a possibilidade de transformação, cilada ou mesmo redenção.

Referências

Bakhtin, M. (2013). A Cultura Popular na Idade Média e no Renascimento. O Contexto de François Rabelais. São Paulo: Hucitec Editora.

Bakhtin, M. (1981). Estética da criação verbal. São Paulo: Martins Fontes.

Bauer, M.W. (2007). Discurso e processo: uma introdução à sociolinguística. Porto Alegre: Ed. Universidade/UFRGS.

Dendith, S. (1995). Bakhtinian Thought. An Introductory Reader. London: Routledge Press.

Foucault, M. (1999). Vigiar e punir: história da violência nas prisões. Petrópolis: Vozes.

Mason, T. (2015). Forensic Psychiatry. Influence of Evil. New Jersey: Humana Press.

Miles, M; Huberman, A. (1994). Qualitative Data Analysis. California: Sage Publications Inc.

Voloshinov, V.N.(1973). Marxismo e filosofia da linguagem. São Paulo: Editora 34.

Mooning: Uma Forma de Exibicionismo?

A palavra "*moon*" em inglês, com seu sentido primário de "lua", tem raízes no inglês antigo "*mona*", derivado do proto-germânico "*menōn*" e, ainda mais remotamente, do proto-indo-europeu "*mēnsis*" (referindo-se ao mês lunar) (Weekley, 1952). Essa raiz indo-europeia também está associada à contagem do tempo e ciclos mensais. Já a palavra Mooning vem da gíria "lua" ou "luas", que tem sido usada para se referir às nádegas nuas desde o século XVIII. O *Oxford English Dictionary* (OED) data o uso de "*Mooning*" na gíria estudantil na década de 1960, quando se tornou popular nas universidades americanas.

O **Mooning**, ou exposição das nádegas ou parte delas, tem sido visto como uma forma de exibicionismo que, embora muitas vezes considerado um ato de humor ou travessura, pode se enquadrar na categoria das parafilias, dependendo do contexto e da motivação do indivíduo (Saleh, Berlin, Martin Malin, 2021). O *Mooning* é caracterizado como um tipo de exposição, destacando a existência de um duplo padrão de gênero: para homens, o ato é frequentemente associado a humor ou zombaria, enquanto para mulheres, a intenção sexual ou a busca por atenção erotizada são mais prováveis. Este texto explora essa nuance, resvalando na natureza, causas, sintomas e implicações legais e sociais do *Mooning*.

Mooning como Parafilia

Para compreender o *Mooning* dentro do espectro das parafilias, precisamos contextualizá-lo. O Manual Diagnóstico e Estatístico de Transtornos Mentais (DSM-5) (APA, 2022) define parafilias como padrões persistentes de comportamento sexual em que objetos, rituais e/ou situações incomuns são necessários para a satisfação sexual completa. Um transtorno parafílico é diagnosticado apenas quando esse comportamento causa sofrimento significativo ou prejuízo ao indivíduo ou a outros.

No caso do *Mooning*, a questão crucial reside na **motivação**. Se a exposição das nádegas é um ato deliberado e repetitivo, realizado com a intenção de obter excitação sexual ou provocar uma resposta sexual em outra pessoa, <u>sem seu consentimento</u>, podemos classificá-lo como uma parafilia, especificamente como um subtipo de exibicionismo. A presença de fantasias recorrentes e intensas ligadas a esse ato também reforça essa classificação.
Entretanto, se o *Mooning* é um ato isolado, <u>impulsivo</u> ou realizado por puro humor ou rebeldia, sem a busca explícita de excitação sexual, a classificação como parafilia não é apropriada. A gravidade do transtorno também dependerá da frequência, intensidade e impacto na vida do indivíduo.

Mooning como uma forma de Exibicionismo

O exibicionismo normalmente se refere a um intenso desejo ou compulsão de expor partes sexuais do corpo (ou seja, órgãos genitais, nádegas, seios, vulvas) a observadores desavisados em locais públicos (ou semipúblicos). Se o comportamento for ameaçador, é normalmente definido na Lei Americana como "Exposição Indecente". A exposição não ameaçadora de partes sexuais do corpo (como mulheres mostrando os seios durante o Carnaval) é geralmente chamada de *flashing* em oposição à "Exposição Indecente". No entanto, existe uma grande variedade de termos diferentes usados para descrever vários atos exibicionistas, incluindo:

Anasyrma: Normalmente se refere ao levantamento de uma saia ou vestido por uma mulher quando não está usando calcinha e expondo seus órgãos genitais.

Candaulismo: Refere-se especificamente àquelas pessoas que se expõem de forma sexualmente explícita.

Flashing: Normalmente, a breve exibição de seios femininos nus ou a breve exibição dos órgãos genitais por um homem ou mulher.

***Mooning*: Normalmente, refere-se à exibição de nádegas puxando para baixo as calças e/ou roupas íntimas. As evidências sugerem que, quando realizado por mulheres, a motivação primária pode ser sexual, enquanto para os homens, pode ser feito por zombaria ou humor.**

Streaking: Normalmente refere-se a correr nu (geralmente homens) ou de topless (geralmente mulheres) em um local público (por exemplo, uma partida de críquete ou futebol).

Sintomas e Manifestações

O sintoma principal associado ao *Mooning* como uma parafilia é a necessidade recorrente e intensa de exibir as nádegas (ou parte delas) a pessoas desavisadas e despreparadas, com a intenção de provocar excitação sexual. Essa necessidade pode se manifestar em diferentes níveis de gravidade, desde fantasias recorrentes e intensas, até a ação concreta e repetida de *Mooning*. A gravidade pode ser categorizada de acordo com a frequência de tais atos, o número de vítimas e o nível de sofrimento ou prejuízo causado ao indivíduo e/ou aos outros (a violação do espaço pessoal e a potencial perturbação causada podem ser fatores a serem considerados).

Causas do *Mooning*

As causas do *Mooning*, assim como de outras parafilias, são multifatoriais e ainda não totalmente compreendidas. Possíveis fatores incluem:

1. Fatores Biológicos: Alguns estudos sugerem a influência hormonal, particularmente os receptores de andrógenos, na predisposição a comportamentos sexualmente desviantes. Entretanto, essa relação não é conclusiva.
2. Fatores Psicológicos: Experiências nefastas na infância, como abuso ou trauma, podem contribuir para o desenvolvimento de parafilias. Mecanismos de defesa, como a busca por atenção ou controle, também podem estar envolvidos.
3. Fatores relacionados à Aprendizagem: A repetição de comportamentos que proporcionam gratificação sexual pode levar ao reforço desses comportamentos, tornando-os cada vez mais frequentes.
4. Fatores Socioculturais: A disponibilidade de material pornográfico e a influência da mídia também podem desempenhar um papel no desenvolvimento e no reforço de comportamentos exibicionistas. As normas

culturais referentes à nudez e à expressão sexual também são importantes.

Investigação do *Mooning* enquanto uma Parafilia

Um questionário auto responsivo sobre *Mooning* pode ser útil na identificação daqueles que obtêm forte excitação sexual através do ato de mostrar as nádegas ou parte delas.

Abaixo, seguem propostas para algumas perguntas.

Mooning é o ato de expor as nádegas em todo ou em parte publicamente, de forma desavisada e para pessoas que não esperam por tal exposição. Se o senhor já praticou *Mooning*, por gentileza, queira responder às perguntas abaixo:

Seção 1: Experiências com *Mooning*

1. Quantas vezes você praticou *Mooning*? (Nunca/Poucas vezes/Várias vezes/Muitas vezes)
2. Em que circunstâncias você praticou *Mooning*? (Descreva o contexto: local, presença de outras pessoas etc)
3. Qual era sua motivação principal ao praticar *Mooning*? (Escolha uma ou mais opções e explique sua escolha):

    a) Humor/Brincadeira

    b) Provocar uma reação

    c) Atrair atenção

    d) Expressão sexual

    e) Outra (Especifique)

4. Você sentiu excitação sexual durante ou após o ato de *Mooning*? (Sim/Não/Às vezes)
5. Você se arrependeu de ter praticado *Mooning* alguma vez? (Sim/Não/Às vezes). Se sim, porquê?
6. Você considera que seu comportamento de *Mooning* afetou suas relações com outras pessoas? (Sim/Não/Às vezes). Se sim, como?
7. Você tem fantasias recorrentes ou intensas envolvendo *Mooning*? (Sim/Não/Às vezes). Descreva essas fantasias
8. Você sente que precisa praticar *Mooning*? (Sim/Não/Às vezes). Explique sua resposta
9. O *Mooning* causa-lhe algum tipo de sofrimento ou constrangimento? (Sim/Não/Às vezes)

Seção 2: Reflexões sobre as Implicações

10. Como você avalia a aceitabilidade social do *Mooning*? (Inaceitável/Pouco aceitável/Neutro/Aceitável/Muito aceitável)

11. Você acha que seu comportamento de *Mooning* prejudica ou poderia prejudicar outras pessoas? (Sim/Não/Não sei)

Seção 3: Busca de Ajuda

12. Você está considerando buscar ajuda profissional para lidar com seu comportamento de *Mooning*? (Sim/Não/Não sei)
13. Você já buscou ajuda profissional para quaisquer problemas relacionados à sua sexualidade ou comportamento? (Sim/Não)

Tratamento do *Mooning*

O tratamento do *Mooning* como parafilia é semelhante ao tratamento de outras parafilias e pode incluir:

1. Terapia Cognitivo-Comportamental (TCC): Esta abordagem visa a identificar e modificar padrões de pensamento distorcidos e comportamentos inadequados.
2. Psicofarmacológico: Em alguns casos, pode ser utilizada medicação para controlar a impulsividade sexual e tratar condições comórbidas, como depressão ou ansiedade.
3. Recondicionamento Orgásmico: Essa técnica se concentra em condicionar o indivíduo a encontrar prazer em comportamentos sexuais mais aceitáveis.

Aspectos Legais e Sociais

O *Mooning*, embora frequentemente tratado como uma brincadeira ou uma transgressão menor, pode ter consequências legais. Em muitos lugares, a exposição indecente em público é considerada um crime menor ou delito, sujeito a multas ou outras penalidades. A severidade das consequências legais varia de acordo com a localização geográfica e as circunstâncias do ato. Além disso, a vítima pode buscar medidas civis contra o indivíduo que praticou o *Mooning*.

Considerando o contexto sociocultural, o *Mooning* pode ser percebido de maneira diferente em várias culturas. O que é considerado aceitável em um contexto, pode ser visto como extremamente ofensivo em outro. A compreensão das normas culturais referentes à nudez parcial ou total e à expressão sexual é crucial para uma avaliação completa do comportamento.

Conclusão

O *Mooning* é um ato complexo que pode variar de uma brincadeira inofensiva até uma forma de exibicionismo com implicações legais e pessoais graves. A determinação se o comportamento constitui um transtorno parafílico depende do contexto, da motivação do indivíduo e do nível de sofrimento ou prejuízo causado. O tratamento é geralmente realizado por uma equipe interdisciplinar, incluindo profissionais de saúde mental e jurídica, se aplicável. A conscientização sobre as implicações legais e socioculturais do *Mooning* é crucial para garantir uma abordagem apropriada a esse comportamento.

Referências

American Psychiatric Association (APA). (2022). DIAGNOSTIC AND STATISTICAL MANUAL OF MENTAL DISORDERS- FIFTH EDITION (DSM-5-TR). Washington: American Psychiatric Association Publishing.

Saleh, F. M., Berlin, F. S., Martin Malin, H. (2021). Mental Illness and Sex Offending. In: Saleh, F. M., Bradford, J. M., Brodsky, D. J. Sex Offenders: Identification, Risk Assessment, Treatment and Legal Issues. Oxford: Oxford University Press.

Weekley, E. (1952). A Concise Etymological Dictionary of Modern English. London: Secker & Warburg.

O Sadismo Sexual – Um "Snapshot" dos Clássicos Wilhelm Stekel e Havelock Ellis

Um sádico encontra um masoquista. O masoquista pede ao sádico para espancá-lo. Ao que o sádico responde com um sorriso de prazer: **Não**!

Introdução

O sadismo sexual refere-se a um comportamento sexual em que a pessoa obtém excitação ao infligir dor – psicológica e/ou física – à sua parceria sexual. Fantasias sádicas ou os atos podem envolver atividades que indiquem o domínio sobre a vítima (por exemplo, forçar a vítima a rastejar, manter a vítima algemada e/ou amordaçada). Rituais sexuais envolvendo a administração de choques elétricos, espancamento, queimadura, corte, mutilação, beliscão, estupro, contenção (*bondage*), surra, esfaqueamento (piquerismo), estrangulamento, tortura, chicotadas ou até mesmo assassinato (*lust murder*). Trata-se, de fato, da erotização da dominação e do controle, em oposição ao masoquismo, que é a erotização da submissão. É o sofrimento e/ou submissão da vítima, e não tão somente a inflição da dor física ou psicológica que é sexualmente excitante.

Para os sádicos sexuais, cominar dor é apenas um meio de criar sofrimento e obter as respostas desejadas de obediência, submissão, humilhação, medo e terror (Aggrawal, 2009).

Na prática clínica diuturna, vê-se que, em muitos casos, tanto o sadismo como o masoquismo são encontrados no mesmo indivíduo; de fato, muitos sadomasoquistas são capazes de alterar conscientemente até a sua orientação sexual para se ajustarem às necessidades e/ou demandas de um potencial parceiro. Também é muito comum que pessoas que assumem o papel dominante em atividades sadomasoquistas tenham começado como submissos. Diante disso, muitos clínicos acabam por sugerir que uma distinção entre o sadismo e o masoquismo pode ser nubilosa.

Abaixo, trataremos de algumas concepções sobre o sadismo sexual formatadas por dois eminentes psiquiatras na virada do século XX. Toda a construção dessa questão firmada hoje, nesse atual momento, deve-se ao trabalho árduo de médicos observadores de outras épocas que descreveram quadros clínicos sempre pautados na riqueza de detalhes e nas interpretações pessoais e teóricas.

Wilhelm Stekel (1868-1940)

Para Wilhelm Stekel (1954), uma concepção errônea do sadismo sexual é considerar que o fator central desse fenômeno é a dor e, consequentemente, tratar da dor que produz o prazer. O termo "algolagnia", cunhado por Albert von Schrenck-Notzing (1862-1929), um psiquiatra alemão, corresponde exatamente a tal concepção. Todavia, algumas características, apresentadas aqui de forma sumária, parecem consubstanciar de forma óbvia o comportamento do sádico sexual:

1. A necessidade de poder, vencendo resistências e envilecendo o companheiro humilhado.
2. O comportamento tem um caráter recorrente e se manifesta como uma necessidade obsessiva de recorrência.
3. Um deslocamento afetivo (detachment) ocorre nas práticas sexualmente sádicas. O prazer, ao contrário de ser manifestado por carinho e afeto, delicadeza e intimidade, é obtido pela imposição da dominação do praticante e, às vezes, pela injunção da dor à parceria.

4. O sadismo, enquanto um fenômeno "parapático", caracteriza-se pela reversão. Isso significa que, o sádico pode querer inverter, em algum momento, os papéis, tornando-se masoquista.
5. Em casos de sadismo sexual, encontraremos as manifestações de uma sexualidade atávica em sua totalidade, além de um fetichismo bem desenvolvido.
6. O sádico ficará eroticamente excitado quando encontrar uma parceria que o teme voluptuosamente.
7. O sádico deseja despertar em seu objeto uma sensação de medo.
8. O sádico alcança a satisfação sexual observando a angústia do outro. As súplicas da pessoa assustada estimulam a sensação sádica até a obtenção do prazer mais intenso.
9. O sádico, como o masoquista, busca uma voluptuosidade extragenital de ordem erótica no lugar do estímulo puramente genital, que ele

não sente ou, pelo menos, não desperta seu interesse de forma plena.
10. Os atos masoquistas e sádicos geralmente se complementam dentro de uma mesma pessoa, como uma forma de "fome de sensações".

Havelock Ellis (1859-1939)

Já o sexólogo britânico Henry Havelock Ellis preferiu o termo "algolagnia", vendo o sadomasoquismo como **um amor pela dor**. Ele observou que *"o sádico deseja infligir dor, mas em alguns casos, se não na maioria, ele deseja que isso seja sentido pela parceria e/ou vítima como uma demonstração de afeto"*, muito embora esse conceito tenha sido emprestado de outro psiquiatra, Kraft-Ebing (1840-1902) (von Kraft-Ebing, 1886).

Havelock Ellis preferiu comparar conceituações formuladas por diferentes autores para, enfim, tomar uma posição mais pessoal a esse respeito. Em linha com esse autor, uma das definições mais completa é a de Moll, que descreve o sadismo como uma condição na qual *"o impulso sexual consiste na tendência de atacar, maltratar e humilhar a pessoa desejada"*. Uma extensão adicional é feita na definição de Féré como *"a necessidade da associação da violência e da crueldade com o prazer sexual, sendo que tal violência ou crueldade não necessariamente é exercida pela própria pessoa que busca o prazer sexual nesta associação"*. "O sadismo patológico", afirma ele, *"é uma perversão sexual impulsiva e obsessiva, caracterizada por uma estreita ligação entre o sofrimento infligido ou representado mentalmente e o orgasmo sexual"*. Iwan Bloch ("Eugen Dühren"), no decorrer de seu livro a respeito do Marquês De Sade, tentou uma definição estritamente nesta base e, como se verá, é necessário torná-la muito elaborada: *"Existe uma conexão, seja intencionalmente procurada ou oferecida, de excitação e prazer sexual com a aparência real ou apenas simbólica (ideal, ilusória) de eventos assustadores e chocantes, ocorrências e práticas destrutivas, que ameaçam ou destroem a vida".*

A breve discussão acima a respeito das definições de "sadismo sexual" impõe a ideia de que, em qualquer relação envolvendo o prazer e imposição de dor/submissão, os limites entre o saudável e o doente, o seguro e o arriscado, podem ser facilmente rompidos (Ellis, 1928).

Conjunções de Visões

Ambos os autores, Havelock Ellis e W. Stekel, aventam a existência de dois grupos distintos de sensações: um, na linha mais "masculina", que se deleita em demonstrar força e muitas vezes inflige dor ou um simulacro de dor; a outra, na linha "feminina", que se deleita em se submeter a essa força, e até mesmo em encontrar prazer em uma leve dor, ou na ideia da dor, quando associada às experiências de prazer. Eles admitem que estes "dois grupos" de sensações são complementares e, dentro de alguns limites, podem fazer parte de um relacionamento sexual normal.

Pisando, a observação acima não significa que os homens são mais sádicos e as mulheres mais masoquistas. Os autores tratam os termos "masculino" e "feminino" dentro de um contexto representacional, quase arquetípico.

Uma Comparação entre H. Ellis e W. Stekel quanto às formas de representar o conceito de Sadismo Sexual

O texto acima mostra uma clara presença de múltiplas vozes e perspectivas no discurso sobre o sadismo sexual. Não é apenas a comparação entre W. Stekel e H. Ellis, mas também a incorporação de outros autores como Kraft-Ebing, Moll e Féré. Essa multiplicidade de vozes cria uma polifonia, onde cada perspectiva mantém sua individualidade, sem ser totalmente absorvida por uma voz dominante. Esse texto não pretende impor uma única interpretação como a certeira, mas sim um panorama de diferentes compreensões do fenômeno sádico sexual.

O texto não pretendeu desenvolver um diálogo entre W. Stekel e H. Ellis. As ideias de cada autor são apresentadas como pontos de vista distintos, criando um contraponto. W. Stekel, com sua ênfase nas dinâmicas de poder e no comportamento compulsivo, contrasta com a ênfase de Ellis na dimensão sensual do sadomasoquismo, inclusive considerando a possibilidade de um "amor pela dor".

É importante considerar que as próprias ideologias do século XX, que influenciaram ambos os autores, estão intrinsecamente ligadas às suas perspectivas. O contexto histórico e social é crucial para entender as limitações e preconceitos presentes nas suas análises.

A menção a outros autores, como Kraft-Ebing, Moll e Féré, demonstra a intertextualidade da discussão. O texto se insere numa rede de diálogos pré-existentes e contribui para um debate em constante construção e mesmo desconstrução. A "fome de sensações", presente em alguns conceitos, representa um acúmulo de diferentes discursos que convergem e se entrelaçam na formação do significado final. E do que se trata?

Trata-se do discurso sobre o sadismo sexual, não como um monólogo de uma única verdade, mas sim como um processo dialógico e polifônico de construção de significados. O texto permite uma análise crítica das ideologias subjacentes às diferentes perspectivas e de como elas moldam a interpretação de um comportamento sexual complexo e muitas vezes mal compreendido. A heteroglossia do texto pode também abrir espaço para uma leitura crítica e um questionamento das perspectivas tradicionais (e preconceituosas) sobre o tema.

Referências

Aggrawal, A. (2009). Forensic and Medical-legal Aspects of Sexual Crimes and Unusual Sexual Practices. Boca Raton: CRC Press.

Ellis, H. (1928). Studies in the Psychology of Sex. Eonism and other Supplementary Studies. (Vol. 7). Philadelphia: F. A. Davis Company Press.

Stekel, W. (1954). Sadismo Y Masoquismo. Psicología del Odio Y la Crueldade. Buenos Aires: Ediciones Imán.

von Kraft-Ebing, R. (1886). Psychopathia Sexualis with special reference to the Antipathic Sexual Instinct: A Medico-Forensic Study. New York: Rebman Company.

Predadores Sexuais

*"A seleção das presas/vítimas por um predador pode ser tão complexa e inexplicável quanto é a atração sexual entre adultos que consentem, mas com uma distinção importante: para a maioria dos predadores, a vulnerabilidade é, por si só, estimulante.
As vítimas são conduzidas para o abatedouro através de uma forma de sedução, que não visa à paixão, mas ao abuso da confiança inocente súbita ou mesmo conquistada da presa pelo predador"*

(Anna C. Salter, 2003)

Etimologicamente, o termo "predador" tem a sua origem do latim *"praedari"* (Weekley, 1952), que tem o sentido de "roubar" ou "pilar". Essa raiz está relacionada ao ato de capturar ou explorar algo, indicando uma natureza agressiva e de busca por sustento ou saciedade.

No contexto biológico, "predador" refere-se a um organismo que se alimenta de outro, denominado presa. Essa relação enfatiza o mecanismo da predação, onde o predador exerce controle sobre a população das presas, influenciando assim os ecossistemas.

As conotações da palavra evoluíram ao longo do tempo. Embora o uso original estivesse muito ligado a atos de roubo ou pilhagem, atualmente, é mais comum que se refira a comportamentos encontrados em várias espécies animais. Além do uso biológico, "predador" também é empregado em contextos sociais e culturais, referindo-se a indivíduos ou entidades que exploram ou se aproveitam dos outros, ampliando seu significado para além da área da Biologia.

Portanto, a palavra "predador" nasce tanto de uma história linguística opulenta quanto de múltiplas aplicações em diferentes domínios, refletindo uma interação complexa entre etimologia, comportamento animal, ecossistema e relações humanas.

Pelo menos **no reino animal**, o predador deve demonstrar algumas características para ser merecedor desse "título", tais como:

1. A espécie predadora é totalmente dependente de uma espécie de presa como seu principal (senão único) suprimento de saciedade
2. A presa deve exercer uma "atração" significativa para a espécie predatória
3. O predador específico impõe medo ou pavor às suas presas, tendo em vista que a caçada é recorrente. Esse pavor excita os predadores.
4. Os verdadeiros predadores dificilmente são detectados.
5. Os predadores empregam camuflagem para evitar a detecção pelas presas, dificultando os esforços de detecção.
6. Usualmente, os predadores têm atividade noturna; contudo, em ambientes específicos podem atuar diurnamente.
7. Os predadores sentem-se perturbados com possíveis observadores. Obviamente, a

presença de observadores pode embaraçar o comportamento de caça dos predadores, o que os torna sempre vigilantes (Bertram, 1979)
8. Alta perigosidade. Os predadores representam riscos tanto para segurança das presas quanto para outras pessoas ao redor.

Comportamentos Sexualmente Predatórios

Predadores sexuais são indivíduos que, intencionalmente **E** de forma repetitiva, buscam satisfazer impulsos sexuais através da coerção, manipulação ou violência. Eles usualmente apresentam comportamento impulsivo e envolvem-se em crimes graves como estupro em série, homicídios sexuais e abusos infantis, visando indivíduos vulneráveis e, muitas vezes, utilizando estratégias específicas para capturar suas vítimas.

Tipologia Preferencial de Predadores Sexuais

Os predadores sexuais podem ser categorizados em diferentes classes, com base nos tipos de vítimas selecionadas (presas) e/ou nas motivações (Stevens, 2001). Alguns dos principais tipos, considerando as vítimas focadas, incluem:

1. Estupradores Predadores: Esse tipo de criminoso ataca repetidamente desconhecidas e utiliza a violência física e/ou psicológica para subjugar as suas vítimas. A motivação principal geralmente envolve controle, domínio e satisfação da lascívia agressiva, sem qualquer consideração pelo bem-estar da vítima.
2. Pedófilos Predadores: Esses predadores têm preferência por vítimas crianças e/ou pré-púberes e utilizam táticas de manipulação e coerção (*modus operandi* manipulativo,

coercivo ou misto), além de serem altamente organizados. Pedófilos predadores, em muitos casos, desenvolvem métodos para escapar da detecção e dificilmente são pegos devido à sua habilidade de esconder as suas ações.
3. Ofensores Situacionais: Esses agressores agem em resposta a situações específicas, como abuso de substâncias psicoativas ou uma visão distorcida que justifica as suas ações. Eles são menos organizados e podem não planejar antecipadamente as suas ações, ao contrário dos predadores pedófilos em série.

Tipologia Motivacional de Predadores Sexuais

Stevens (2001) destaca que as motivações dos predadores sexuais geralmente se dividem em quatro áreas principais:

- Hedonismo: A busca por prazer sexual é uma motivação comum entre os predadores, e muitos usam a violência como um meio para atingir uma fantasia sexual extrema (fantasia usualmente parafílica).
- Controle e Supremacia: Alguns criminosos são motivados pelo desejo de exercer poder absoluto sobre a vítima, levando às situações em que a violência é o meio para afirmar a sua autoridade e a sua masculinidade tóxica.
- Sadismo: Em alguns casos, o estupro é uma manifestação de fantasias sádicas, onde o predador busca infligir dor física e emocional como uma forma de gratificação sexual-erótica.
- Vingança: A raiva é descrita como um dos veículos que inflama infratores sexuais para cumprir seus atos ofensivos. A conduta sexualmente desviante corresponderia a um modo de racionalizar o comportamento. No geral, a maioria dos indivíduos que descrevem eventos vingativos desse tipo não demonstram quaisquer sinais de perda do contato com a

realidade. As vítimas per si não têm importância; o foco é atingir visceralmente aqueles familiares dessas vítimas ou mesmo pessoas relacionadas com elas que, de alguma forma, são considerados inimigos do predador vingativo. Uma interpretação desse pensamento é que a raiva e/ou esse temperamento descontrolado, por assim dizer, é voluntário e premeditado formalmente; aquilo é ligado e desligado pelo indivíduo que deseja utilizá-lo como um dispositivo para cometer atos violentos e evitar responsabilidades. Atos de vingança surgem de um sentimento elementar de injustiça, "um sentimento primitivo de que alguém foi arbitrariamente submetido a um poder tirânico contra o qual se é impotente para agir." Esses infratores por vingança acabam por apresentar muitos argumentos convincentes sobre as suas atividades criminosas expressas em raiva...

Técnicas para Identificação dos Predadores

1. Investigação das cenas: Averiguação de similitudes comportamentais (presença de armas, instrumentos usados, parafernálias sexuais, piquerismo), análises de secreções e excreções deixadas na cena, técnicas de recaptura de marcas. O método mais preciso é o reconhecimento individual, embora demorado.
2. Especificidade das vítimas/presas: Abrange investigar o tipo de vítimas (idade, sexo, aspecto físico, similitudes de comportamentos) e os fatores que parecem influenciar o comportamento do predador (por exemplo, disponibilidade de presas, rotas vulneráveis, momentos de isolamento da vítima).

3. Hábitos: Estudar os hábitos requer examinar as vítimas e tentar compreender o comportamento de caça.
4. Movimentos e preferência de locais para a caçada: O rastreamento dos movimentos dos predadores (por exemplo, plotagem de locais, acompanhamento contínuo, rastreamento) revela insights sobre seu uso de alcance, preferências de habitat e interações com as presas.
5. Organização Social: Observar a ordenação social estruturada pelos predadores é crucial para a compreensão da dinâmica comportamental, das estratégias de caça e dos comportamentos territoriais.

Frequência e Impacto

A frequência dos ataques varia conforme o tipo de predador e seu perfil psicológico. Stevens revela que predadores em série frequentemente atacam várias vítimas antes de serem capturados, sendo que muitos ataques sequer são denunciados, o que dificulta a estimativa exata de quantas pessoas são afetadas. Infelizmente, estatísticas mostram que mais do que 60% das vítimas de estupro não denunciam o crime, com motivos variando desde o medo de represálias até o sentimento de vergonha.

Esforços da Ciência Médica, Jurídica e Política: Ações Que Não Podem Quedar Braços

Os predadores sexuais representam um perigo significativo, com comportamentos que desafiam o sistema de justiça e os esforços de reabilitação. Stevens (2001) sugere que métodos como o tratamento médico e psicossocial e Leis mais especificamente dirigidas para essa população poderiam ajudar a conter esses crimes e proteger potenciais vítimas.

O Dialogismo Presente no Texto sobre Predadores Sexuais

Este texto pretendeu fazer uma fotografia dos predadores sexuais, abalizada em pontos de vista biológicos, linguísticos e sociológicos. Um estudo dialético baseado em Bakhtin focaria na interação entre vozes e pontos de vista no texto, ressaltando as contradições e tensões intrínsecas à definição e entendimento deste fenômeno.

Tendo como base a heteroglossia e a polifonia, considero que esse texto inclui várias vozes:

1. Voz Científica/Biológica: Esta voz caracteriza o termo "predador" sob uma perspectiva ecológica, destacando a interação predador-presa, as táticas de sobrevivência e o efeito no ambiente. Os atributos mencionados (dependência da presa, atração pela presa,

incutir medo, camuflagem etc.) apresentam uma descrição objetiva.
2. Voz Jurídica/Sociológica: Esta voz foca nos predadores humanos, classificando-os de acordo com o tipo de vítima (por exemplo, estupradores, pedófilos) e a motivação (hedonismo, controle, sadismo, vingança). Esta visão destaca as repercussões sociais da predação sexual humana, suas implicações jurídicas e os obstáculos na identificação e na reabilitação. A linguagem de fato evolui de uma descrição científica imparcial para uma avaliação moral mais subjetiva.
3. Voz da Psicologia: A categorização dos infratores envolve a identificação de várias motivações e perfis psicológicos. O texto evoca as singularidades individuais, enfatizando a intrincada interação de elementos que resultam em um comportamento predatório. Esta é uma voz que procura compreender além da mera categorização.

4. A Voz das Vítimas: Mesmo não aparecendo explicitamente como uma voz distinta, o padecimento e a fragilidade das vítimas estão subentendidos ao longo do texto. A falta de controle sobre a situação e a alta vulnerabilidade das vítimas, aliás bem frisadas desde o início até o final desse texto, gera uma disparidade de poder, espelhando a essência do comportamento predatório.

Contradições e Dialogismo

É crucial a tensão entre as definições biológicas e sociais de "predador". A definição biológica se concentra em comportamentos concretos e na sobrevivência, ao passo que a definição social enfatiza o julgamento moral, condenando ações de exploração e abuso. Isso gera um conflito dialógico: um predador sexual é simplesmente um indivíduo que exibe uma versão extrema de um comportamento que ocorre na vida selvagem (ou não tão selvagem), ou é algo radicalmente distinto e moralmente condenável?

O texto classifica os predadores através de diálogos internos adicionais:
A diferenciação entre infratores "situacionais" e "predatórios" evidencia um conflito na determinação da modus operandi. Alguns atos de violência são motivados por impulso e circunstâncias, enquanto outros são resultado de doenças premeditadas e profundamente arraigadas.

Não há exclusividade mútua entre as diversas tipologias motivacionais (hedonismo, controle, sadismo, vingança). Um predador único pode apresentar componentes de várias motivações, evidenciando a complexidade e a agilidade do comportamento humano.

A última parte do texto reconhece a constante peleja para compreender e combater a predação sexual. A solicitação de tratamento e reforma jurídica indica um diálogo incompleto ou mesmo jamais iniciado entre as diversas Ciências, advertindo que uma visão unificada e agregada sobre esta questão ainda não se estabeleceu, o que, de fato, é uma pena desastrosa...

Referências

Bertram, B. C. R. (1979). Studying Predators. Kenya: African Wildlife Foundation.

Stevens, D. J. (2001). Inside the Mind of Sexual Offenders: Predatory Rapists, Pedophiles, and Criminal Profiles. New York: Authors Choice Press.

Weekley, E. (1952). A Concise Etymological Dictionary of Modern English. London: Secker & Warburg.

Os Vingativos (Parte I) - Do Mau ao Bom

*"Me conta tudo, para que eu,
Mais rápido do que um pensamento de amor,
Voe para a vingança"*

(Shakespeare, Hamlet, Cena V, Ato I)

A palavra Vingança é derivada do francês antigo vengier e revancher, e do latim revindicare que provém de vindicare (Weekley, 1952). A sua definição nos principais dicionários inclui frases como:
1. Vingar por meio de retaliação em espécie ou grau
2. Infligir ferimentos em troca de um insulto
3. Uma oportunidade para obter satisfação.

Uma implicação inequívoca da vingança são os seus aspectos ideativos, emocionais e comportamentais. Na esfera ideacional, a vingança é acompanhada por fantasias de ter sido gravemente ferido por alguém e de encontrar alívio ao retaliar o perpetrador. Na esfera emocional, a vingança é acompanhada por sentimentos de amargura, ódio, exaltação defensiva e proteção da honra; a pessoa vingativa costuma ficar eufórica quando do planejamento da vingança. No aspecto comportamental, as manifestações comuns da vingança incluem agressões verbais e físicas em vários graus, desde sarcasmo e difamação até acometimentos físicos grosseiros ou graves de diversos tipos. Contudo, até as ações mais grosseiras não esgotam as manifestações comportamentais da vingança (Akhtar & Parens, 2015).

No excerto postado no início desse texto, nota-se uma breve e intensa expressão da busca por vingança, utilizando uma construção poética que evoca sentimentos profundos e imediatos. A frase "Me conta tudo" sugere um desejo por transparência e compreensão do que aconteceu, indicando que o falante busca não apenas informações, mas também um contexto emocional para a dor ou ofensa que sofreu. O uso da comparação "mais rápido do que um pensamento de amor" é particularmente interessante, pois estabelece um contraste entre dois sentimentos potentes: amor e vingança. O amor, geralmente associado a sentimentos positivos, é contrastado com a natureza destrutiva e impulsiva da vingança. Essa comparação indica que a vontade de se vingar pode se manifestar de forma tão imediata e intensa quanto o amor, destacando a força das emoções humanas e como elas podem rapidamente inverter suas direções. A expressão "Voe para a vingança" evoca uma imagem de movimento e libertação. O verbo "voar" é associado à liberdade e à capacidade de ascender acima das circunstâncias que levaram ao desejo de vingança. No entanto, esse "voo" também pode conter uma sensação de fuga ou evasão, como se a vingança fosse um meio de escapar da dor e da humilhação. Essa metáfora sugere que o ato de se vingar pode ser visto como uma forma de controle ou poder em relação à situação que se viveu, um impulso que se faz sentir como liberdade, mas que pode carregar implicações complexas e dolorosas. Em suma, o excerto encapsula uma intensa reação emocional envolvendo a dor, a busca por compreensão e o impulso por vingança. Ele convida o leitor a refletir sobre a rapidez e a profundidade dos sentimentos humanos, sugerindo que, mesmo em momentos de amor, a vingança pode emergir como uma resposta visceral e imediata às feridas emocionais. A poética da mensagem ressalta a complexidade das emoções, a luta interna entre o amor e o desejo de retribuição, e as consequências que essa luta pode acarretar.

VINGANÇA – A RETALIAÇÃO ERRA O FOCO

Os fenômenos associados à vingança são complexos em muitos aspectos. <u>Em primeiro lugar</u>, os atos de vingança nem sempre são dirigidos ao indivíduo ou à instituição que se aventa ter causado o dano ou o trauma. Frequentemente, a raiva que emana do sentimento de mágoa, ressentimento ou ódio é dirigida a objetos que simbolicamente representam o provocador ou aqueles que são mais fracos e vulneráveis, mas relacionados com o provocador; portanto, **o erro do foco é comum** e ainda mais prejudicial para a vítima da injustiça primeva. <u>Em segundo lugar</u>, a ruminação vingativa pode provocar a autoanulação crônica, o isolamento social, a autoprivação, a autodepreciação, a automutilação, a hetero e a autodestruição.

VINGANÇA: AÇÃO E TRAÇO

A vingança é uma resposta muito humana ao sentimento de raiva ou ódio. Porém, não é apenas uma reação imediata ou minuciosamente planejada contra o provocador de uma conduta afrontosa. Existem <u>pessoas com tendências vingativas fortes</u>, as quais constituem traços da própria personalidade, o que as torna de forma perene irascíveis, egoístas, sádicas e prepotentes.

Analiticamente, a vingança, em personagens neuróticos, pode se tornar um **modo de vida**. Os seus objetivos são então humilhar, explorar e frustrar os outros. Os seus meios podem ser variados e incluem a indução de culpa e inferioridade nos outros, ingratidão, indiferença e ataques às características e habilidades de terceiros. Horney (1948) descreveu três formas de vingança:

1. A vingança abertamente agressiva que está associada ao orgulho ferido, ao próprio senso de justiça
2. A vingança que opera secretamente "em favor" da sociedade. O vingador observa as inclinações dos outros em relação ao cumprimento do que é "justo", ou seja, a vingança deste tipo evoca a impressão intrigante de ser feita às custas de uma vingança em nome da sociedade, da "limpeza social" etc. Aqui, a raiva e/ou o comportamento

descontrolado, por assim dizer, é voluntário; é ligado e desligado pelo indivíduo que deseja utilizá-lo como um dispositivo para cometer atos violentos e justificá-los. Atos de vingança surgem de um sentimento elementar de injustiça, um sentimento primitivo de que alguém foi arbitrariamente submetido a um poder tirânico contra o qual se é impotente para agir (Stevens, 2001).

3. A vingança desapegada mas entranhada que expressa hostilidade com os outros "ao não ouvir, ao desconsiderar as necessidades alheias, ao esquecer os seus desejos, ao fazê-los sentir-se como intrusos perturbadores, ao negar elogios ou afeto, e ao afastar-se psiquicamente ou socialmente" (Horney, 1948).

VINGANÇA: NÃO APENAS UM CONSTRUTO NEGATIVO

Horney (1948) enfatizou ainda que a vingança, embora tenha intenções destrutivas, também, para poucas pessoas, pode desempenhar funções positivas para o provocado ou o lesado. Estas incluem o seu poder protetor contra a hostilidade real e/ou imaginária de outros, o seu objetivo defensivo contra a autodestruição e a sua promessa de restaurar o orgulho ferido. A necessidade de um triunfo vingativo surge de muitas fontes, sendo a principal variável uma pressão interna para reverter a negligência ou as humilhações abertamente cruéis experimentadas nas mãos de outros. A sensação de vitalidade e até mesmo de transformação pessoal proporcionada pelos atos **da vingança triunfante**, de uma maneira saudável, pode contrariar o sentimento de inferioridade e de vergonha, dentro de um saboreio pessoal vingativo. Por exemplo, o ofendido passa a levar uma vida melhor, adquire um outro emprego, passa a escrever livros, textos, papers etc.

Na verdade, existe uma variação no grau de vingança ou do tipo de vingança que a parte lesada persegue. Em muitos casos, o ofendido persegue com tal brutalidade que excede a maioria das suas outras conquistas; o objetivo é a destruição do agressor e a inclusão de espectadores que podem nem ter concordado ou feito parte da ofensa original. A identificação no grupo é suficiente para punir os erros dos outros. O objetivo final é a erradicação e a destruição. Em outros casos, a vingança ocorre, mas é transformadora e reconstrutiva para o bem social, sem desestabilizar quaisquer pessoas ou torná-las fracas ou expostas. Neste último caso, busca-se a vingança ideológica (ao que eu chamo de *vingança triunfante*) pelos danos e humilhações pessoais com o objetivo da melhoria de si próprio. Embora o ofendido seja bastante capaz de realizar um ataque mais brutal e vingativo ao causador do dano, ele obtém a recompensa através da crença de que a melhor vingança deve ser projetada para servir a si mesmo sem destruição de outrem.

A RAIVA COMO PROPULSORA DA VINGANÇA

A antipatia expressa uma oposição parcial ou total de natureza emocional entre duas ou mais pessoas. Pode ser a fase que antecede o ódio. Segundo Altavilla (1954), o ódio é um construto psicológico complexo, porque é composto de tendências tanto à repulsa quanto à destruição.

Algumas características <u>arquiteturais</u> desse construto podem ser apontadas:

1. O ódio pode ser dirigido contra uma ou mais pessoas, de forma obsessiva
2. Não é necessário que a pessoa-alvo seja a autora de um erro de fato, para que o ódio faça sentido
3. Uma pessoa pode odiar alguém simplesmente porque esse alguém tem mais sorte, mais presença, mais dinheiro, mais amigos
4. O ódio não precisa de uma emoção inicial, de um choque; pode formar-se lentamente, como uma intoxicação

5. Não é necessária uma repetição de estímulos, porque o ódio não deriva necessariamente de uma recorrência de estados de raiva que criam uma cronicidade. Todavia, para despertá-lo, basta uma única ofensa, a qual inicia uma reação sistematizada
6. O ódio causado por uma ofensa real ou mesmo presumida tem grande importância, porque <u>alimenta uma vingança</u> que se segue cronologicamente
7. O ódio pode gerar uma necessidade interna por vingança
8. A sensação de injustiça dá um propósito à vingança: fazer alguém sofrer é o <u>deleite do vingador</u>
9. A explosão final tem características de uma libertação para o vingador, como acontece nos fenômenos obsessivos (Altavilla, 1954).

A antipatia, o ódio e a vingança devem ser sempre vislumbrados dentro de um determinado contexto e nunca isoladamente. Contrariamente ao estado emocional do ofendido durante o planejamento da vingança, na concretização dela o estado emocional de inquietação do vingador pode diminuir e então um ação de natureza vingativa é cometido em um estado de tranquilidade, o que pode revelar a sua adesão à personalidade de seu autor.

A vingança é uma tendência humana presente em todos nós em graus variados. O desafio não é tão somente "desafiar" o ofensor mas seguramente a reconstrução saudável e feliz do lesado.

Referências

Akhtar, S., & Parens, A. (2015). Revenge: Narcissistic Injury, Rage, and Retaliation. Toronto: Jason Aronson.

Altavilla, E. (1954). Il Delinquente e la Legge Penale. Napoli: Morano Editore.

Horney, K. (1948). The value of vindictiveness. American Journal of Psychoanalysis, 8(3-12.).

Stevens, D. J. (2001). Inside the Mind of Sexual Offenders: Predatory Rapists, Pedophiles, and

Criminal Profiles. New York: Authors Choice Press.

Weekley, E. (1952). A Concise Etymological Dictionary of Modern English. London: Secker & Warburg.

Os Vingativos (Parte II) – Pesos e Medidas

"Suportei o melhor que pude as injúrias de F.; mas, quando ousou insultar-me, jurei vingança. (...) Por fim, eu seria vingado; este era um ponto definitivamente resolvido, mas o próprio plano como foi traçado impedia a ideia de risco. Deve-se não apenas punir, mas punir impunemente. Um erro não é reparado quando a retribuição vence o seu reparador. É igualmente irreparável quando o vingador não consegue se fazer sentir como tal para aquele que fez o mal".

(Edgar Allan Poe, O Barril de Amontillado)

A mitologia grega está repleta de temas de vingança. Nêmesis, por exemplo, a Deusa da Vingança, é a personificação da reverência moral pela lei, do medo

natural de cometer um erro; ela é frequentemente mencionada junto com o Deus Aedos, o Deus da Vergonha. Para escritores posteriores, como Heródoto e Píndaro, Nêmesis é uma espécie de divindade fatal, pois ela dirige os assuntos humanos de maneira a restaurar as proporções corretas ou o equilíbrio onde quer que tenha sido perturbado. Outrossim, a vingança é um dos motivos centrais nos gêneros literários e é um tema comum em filmes de Hollywood. O sucesso de tais filmes muito possivelmente se deve ao fascínio público pelo deleite da vingança, "o doce sabor da vingança". Em quase todas as culturas, a vingança, quando "justificada", assume amiúde o status de uma "obrigação sagrada". Em muitas culturas, desde os tempos bíblicos e mesmo antes, sempre existiu o princípio da retribuição simétrica, como o "olho por olho" e o "dente por dente".
Tanto na Mitologia, na Literatura e no Cinema, a vingança concretiza-se através de ações agressivas ou impactantes para amortizar a vergonha do ofendido, sujeitar o ofensor ao castigo e, assim, restituir um "equilíbrio."

No excerto postado no início do texto, podemos constatar uma reflexão profunda sobre o tema da vingança e a complexidade emocional envolvida nesse processo. O narrador expressa um sentimento de dor e ressentimento pelas injúrias que sofreu, destacando que a ofensa recebida desencadeou um desejo ardente de retribuição. A menção de "jurei vingança" indica uma determinação intensa e uma busca por justiça pessoal, embora essa busca esteja imbuída de um entendimento estratégico sobre como a vingança deve ser exercida. A frase "deve-se não apenas punir, mas punir impunemente" sugere uma ideia de que a vingança não deve apenas ser um ato de retribuição, mas também deve ser realizada de forma que não traga consequências para o vingador. O uso do termo "impunemente" revela uma intenção de ocultar o ato, o que adiciona uma camada de complexidade moral ao que seria inicialmente uma simples busca por justiça. Além disso, o texto também reflete sobre a natureza do erro e da retribuição. A afirmação de que "um erro não é reparado quando a retribuição vence o seu reparador" implica que a vingança que se torna pública ou que é visivelmente sentida pelo ofensor falha em trazer a satisfação esperada ao vingador. Isso sugere que o verdadeiro impacto da vingança deve ser sutil, garantindo que o ofensor sinta a consequência de seus atos sem que o vingador se exponha a riscos. Por fim, a ideia de que a vingança deve ser sentida pelo ofensor como algo efetivo envolve um componente psicológico que é fundamental para a psicologia da vingança. Isso revela que o objetivo não é apenas corrigir um erro, mas também reestabelecer uma dinâmica de poder onde o ofensor reconhece o sofrimento que causou. Em suma, o texto de Poe aborda de forma sutil e reflexiva as motivações, as emoções e as estratégias envolvidas na vingança, convidando o ledor a considerar as implicações morais e filosóficas que a cercam.

A agressão humana, enquanto expressão da vingança, pode ser atribuída a uma resposta psicofisiológica concebida para manter a sobrevivência do ofendido. As afrontas à nossa autoestima ou narcisismo são retaliadas, uma vez que as humilhações "consistem em ameaças à integridade do Eu." A luta que se trava através da vingança deve-se, em parte, a um senso duradouro de si mesmo. O Eu danificado e fragilizado pelo ultraje e/ou ofensa passa a nutrir uma raiva destrutiva contra o Outro, que eventualmente transformou o Eu em um Eu Vingador. Na verdade, é a frustração da necessidade de "preservar um sólido senso de identidade" que muitas vezes é **"a fonte da violência humana mais fanática"**, ou seja, a vingança. Quando o Eu é ameaçado ou ferido incisivamente por outrem, muitas vezes a única resposta que subsiste à tal devastação é a reparação da injustiça.

Para certos indivíduos, não há como voltar, recuar ou desistir da "Cruzada", porque seria uma covardia recusar-se a equalizar a injustiça recebida. Essa parece ser a lógica interna do vingador (Knoll, 2010a). Na prática clínica diuturna, durante o manejo das diferentes síndromes de reação ao stress, usualmente verificamos persistentes e recorrentes pensamentos de retaliação associados com sentimentos de raiva contra os perpetradores. As fantasias de vingança não apenas carregam o conteúdo emocional do ódio e da raiva, mas também o do medo. E o medo, meus caros, pode facilmente evoluir para uma franca paranoia (Knoll, 2010b).

A expressão da vingança pode ser vista como uma tentativa de manter a própria sobrevivência do Eu lesado, estuprado e danificado. Afrontas à nossa autoestima ou mesmo ao nosso inerente narcisismo são respondidas como se fossem ameaças insuportáveis ao nosso bem-estar e à nossa própria sobrevivência.

O CAMINHO PARA A VINGANÇA

Uma arquitetura da vingança poderia ser assim proposta:

A ofensa do Outro excede os limites da vergonha, da rejeição e da consciência da autopreservação do Eu
A dor e a raiva resultantes no Eu não conseguem ser contidas ou manejadas

Um curso de autodestruição, aniquilamento e desrespeito por si mesmo se segue
Como um rebote, as fantasias de vingança instalam-se fortemente e se retroalimentam
Essas fantasias podem levar o vingador a experimentar prazer e deleite só em imaginar o sofrimento do Outro e o orgulho de estar ao lado da justiça
A fantasia de vingança promete falsamente um "remédio" poderoso ao ego triturado pelo ofensor (Outro)
Esse "remédio" tem um efeito temporário de "ilusão de força", sensação de controle restaurado e coerência interna (Horowitz, 2007)
Se houver, todas as tentativas de reconciliação podem ser recebidas pelo ofendido (Eu) com suspeita, atitude defensiva e desprezo
Em situações extremas, à medida que as fantasias se aproximam da realidade, o ofendido deve passar por um processo pelo qual ele chega a aceitar que poderá estar sacrificando a sua própria reputação e a sua

própria vida para a concretização da vingança outrora apenas fantasiada.

O PESO DA VINGANÇA

Os vingativos, na sua grande parte, são vítimas e algozes a um só tempo. E, muitas vezes, são vítimas duas vezes: quando foram injustiçados (ou se sentiram dessa forma) e tempos após a concretização do ato vingativo...
No momento da vingança, o ato produz bem-estar, emoções positivas, gratificação e sensação de "dever cumprido", de justiça. Assim, embora os comportamentos de busca por vingança sejam muitas vezes o produto da raiva em relação a uma situação, comportamentos de busca por vingança são manifestados pelo desejo de experimentar uma sensação recompensadora (de gratificação), que muitas vezes ocorre quando simplesmente se sabe que se tem a capacidade de se vingar contra o ofensor. Apesar disso, tempos depois, os indivíduos

muitas vezes se **arrependem** das suas ações vingativas (Chester & DeWall, 2017).

MEDIÇÃO DA VINGANÇA

Para realizar pesquisas quantitativas a respeito dos vingativos bem como tentar quantificar o grau de raiva motivadora da vingança, vários autores têm já desenvolvido escalas de avaliação. Uma destas escalas, a chamada **Escala Breve de Tendências Vingativas (BSVT)** é um instrumento composto de 11 itens criados para avaliar três dimensões (variáveis latentes) da vingança: **o ressentimento, o planejamento de vingança e a justificativa para a vingança.**

Ao aplicar tal escala, os respondedores devem escolher uma das cinco opções de resposta em uma escala Likert, onde o menor valor é "Discordo totalmente" (1), e em ordem crescente, "Discordo" (2), "Indiferente" (3), "Concordo" (4), "Concordo totalmente" (5). No início da escala, os respondedores leem a seguinte instrução: "Abaixo haverá uma série de afirmações. Por favor indique a opção que melhor descreve você". Os respondedores devem ser informados de que o teste tem como objetivo avaliar diferentes atitudes relacionadas à retaliação ou diferentes respostas a um tratamento injusto.

Após a tradução e retrotradução dessa escala, bem como a avaliação da compatibilidade das palavras usadas no nosso idioma bem como o sentido de cada frase por uma equipe de especialistas, os itens da escala estão postados abaixo:

1. Planejar cenários de vingança me dá satisfação
2. A ideia de magoar a pessoa que me magoou estimula a minha imaginação
3. Frequentemente tenho pensamentos de vingança
4. Penso muitas vezes em prejudicar as pessoas que me magoaram
5. Tenho pensado na vingança como uma forma de reparar os danos que recebi

6. O dano causado a mim me faz pensar em vingança
7. Guardo ressentimento quando alguém me machuca/me magoa
8. Eu já cometi atos de vingança
9. Considero como o meu dever punir o agressor, caso as autoridades não tenham feito isso
10. Sinto-me mais calmo quando vingo o meu agressor
11. Acho que a vingança é a coisa certa a fazer

As perguntas 1 a 4 referem-se ao **planejamento da vingança**, as perguntas 5 a 8 referem-se ao **ressentimento** e as perguntas 9 a 11 referem-se à **justificativa para a vingança** (Flores-Camacho, Castillo-Verdejo, & Penagos-Corzo, 2022).

PALAVRAS FINAIS

A vingança é uma tendência humana muitas vezes destrutiva. O vingador exaure-se em suas fantasias nem sempre factíveis e rumina a respeito delas. O ideal seria termos um "santuário" cerebral para isolar os males sofridos e transformá-los em ações benéficas para todos nós. Deixar para lá não significa perdoar. Deixar para lá e transformar-se significa dar um novo sentido para a provocação do Outro, sempre visando ao nosso bem-estar duradouro e sem arrependimentos futuros.

O texto explora a natureza da vingança e as suas consequências emocionais, ressaltando como essa tendência pode ser destrutiva para o indivíduo que busca retribuição. A vingança pode ser uma resposta natural ao sofrimento mas que pode arrastar o vingador ao desgaste emocional e à incapacidade de seguir em frente.

A ideia de que o vingador se exaure em suas fantasias nem sempre factíveis sublinha o aspecto ilusório da vingança. Muitas vezes, o que se imagina como um ato de retribuição idealizado pode ser inatingível ou, quando realizado, não proporciona a satisfação esperada. Essa ruminação constante pode consumir a energia emocional do vingador, impedindo-o de encontrar um caminho mais construtivo para lidar com sua dor.

A proposta de ter um "santuário" cerebral sugere um desejo de criar um espaço mental onde as experiências negativas possam ser processadas de forma que não levem às ações destrutivas. Esse conceito reflete a necessidade de resiliência e autocuidado, promovendo uma transformação interna em vez de uma resposta reativa ao mal que foi sofrido.

A distinção entre "deixar para lá" e "perdoar" é particularmente significativa. Deixar para lá não implica necessariamente em absolver o ofensor ou esquecer o ocorrido, mas sim em adotar uma postura de desapego em relação ao dano sofrido. Ao lidar com a dor de maneira transformadora, o indivíduo busca dar um novo sentido à situação, priorizando seu próprio bem-estar e evitando arrependimentos no futuro. Essa abordagem é uma forma de empoderamento, onde a vítima se recusa a ser definida pela ofensa e escolhe canalizar suas experiências para um crescimento pessoal e positivo. Em suma, o texto apresenta uma crítica à vingança como uma resposta a injustiças e propõe uma alternativa mais saudável e construtiva, enfatizando a transformação interna e o bem-estar pessoal como objetivos fundamentais diante da dor causada pelo outro. A ideia é que, em vez de se apegar ao desejo de retribuição, o indivíduo busque uma forma de superação que beneficie a si mesmo e, potencialmente, aos outros.

Referências

Chester, D. S., & DeWall, C. N. (2017). Combating the sting of rejection with the pleasure of revenge: A new look at how emotion shapes aggression. J Pers Soc Psychol, 112(3), 413-430.

Flores-Camacho, A. L., Castillo-Verdejo, D. L., & Penagos-Corzo, J. C. (2022). Development and Validation of a Brief Scale of Vengeful Tendencies (BSVT-11) in a Mexican Sample. Behav Sci (Basel), 12(7).

Horowitz, M. J. (2007). Understanding and ameliorating revenge fantasies in psychotherapy. Am J Psychiatry, 164(1), 24-27.

Knoll, J. L. (2010a). The "pseudocommando" mass murderer: part I, the psychology of revenge and obliteration. J Am Acad Psychiatry Law, 38(1), 87-94.

Knoll, J. L. (2010b). The "Pseudocommando" mass murderer: part II, the language of revenge. J Am Acad Psychiatry Law, 38(2), 263-272.

Sobre Danilo Antonio Baltieri

Médico psiquiatra. Professor Livre-Docente pelo Departamento de Psiquiatria da Faculdade de Medicina da Universidade de São Paulo. Atualmente é Professor da Faculdade de Medicina do ABC e Coordenador do Programa de Residência Médica em Psiquiatria da FMABC. Fundador e coordenador do Ambulatório de Transtornos da Sexualidade da Faculdade de Medicina do ABC (ABSex). Tem experiência em Psiquiatria Geral, com ênfase nas áreas de Dependências Químicas e Transtornos da Sexualidade, atuando principalmente nos seguintes temas: Tratamento Farmacológico das Dependências Químicas, Alcoolismo, Clínica Forense e Transtornos da Sexualidade.

www.ingramcontent.com/pod-product-compliance
Lightning Source LLC
Chambersburg PA
CBHW071412210526
45465CB00001B/347